EG-Leitfaden einer Guten Herstellungspraxis für Arzneimittel

EG-Leitfaden einer Guten Herstellungspraxis für Arzneimittel

mit Betriebsverordnung für pharmazeutische Unternehmer

Sechste, überarbeitete und erweiterte Auflage

Zusammengestellt
und herausgegeben von
Gert Auterhoff

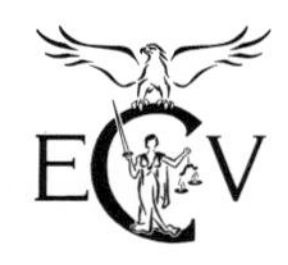

EDITIO CANTOR VERLAG AULENDORF

Die Deutsche Bibliothek – CIP-Einheitsaufnahme

EG-Leitfaden einer guten Herstellungspraxis für Arzneimittel.
Mit Betriebsverordnung für pharmazeutische Unternehmer:
[(PharmBetrV)]. Zsgest. und hrsg. von Gert Auterhoff. –
6., überarb. und erw. Aufl. –
Aulendorf: ECV – Editio-Cantor-Verl., 2000
(Pharmind-Serie Dokumentation)
ISBN 3-87193-244-2

Inhalt

Anhang

Ergänzende Leitlinien

Einführung

Durch die Richtlinie des Rates 89/341/EWG zur Änderung der Richtlinien 65/65/EWG, 75/318/EWG und 75/319/EWG zur Angleichung der Rechts- und Verwaltungsvorschriften über Arzneispezialitäten (ABl. EG Nr. L 142 vom 25. Mai 1989, S. 11) wurde die Richtlinie 75/319/EWG in Artikel 19 dahingehend ergänzt, daß der Inhaber einer Herstellungserlaubnis verpflichtet ist, zumindest „die im Gemeinschaftsrecht festgelegten Grundsätze und Leitlinien guter Herstellungspraktiken für Arzneimittel einzuhalten". In einem neuen Artikel 19a wird außerdem bestimmt, daß diese Grundsätze und Leitlinien guter Herstellungspraktiken für Arzneimittel in Form einer an die Mitgliedstaaten gerichteten Richtlinie verabschiedet werden. Die Kommission veröffentlicht darüber hinaus ausführliche Leitlinien, die im Einklang mit den genannten Grundsätzen stehen; diese werden überarbeitet, wenn sich dies auf Grund des technischen und wissenschaftlichen Fortschritts als erforderlich erweist.
Die EG-Kommission hat diese Leitlinien im Januar 1989 als Dokument III/2244/87-EN, Rev. 3 „EEC Guide to Good Manufacturing Practice for Medicinal Products" in englischer Sprache als endgültige Fassung veröffentlicht. Die deutschsprachige, mit den zuständigen Behörden Österreichs und der Schweiz abgestimmte Übersetzung wurde im Mai 1990 fertiggestellt. Die Dienststellen der Kommission hatten beschlossen, diesen Leitfaden in seiner jetzigen Form zu veröffentlichen, um die pharmazeutische Industrie und die nationalen Überwachungsbehörden darüber zu informieren, was von den für die Erstellung der Vorschriften zuständigen Behörden derzeit unter Übereinstimmung mit der Guten Herstellungspraxis verstanden wird.
Die Richtlinie, mit der die Grundsätze verbindlich eingeführt werden, wurde inzwischen ebenfalls verabschiedet. Es ist dies die Richtlinie der Kommission vom 13. Juni 1991 zur Festlegung der Grundsätze und Leitlinien der Guten Herstellungspraxis für zur Anwendung beim Menschen bestimmte Arzneimittel (91/356/EWG) (ABl. EG Nr. L 193 vom 17. Juli 1991, S. 30; abgedruckt in Pharm. Ind. **53,** 714 (1991)). Sie ist nachstehend auf den Seiten 11 ff. in deutscher und auf den Seiten 18 ff. in englischer Sprache abgedruckt.

Ebenfalls an dieser Stelle wird die Richtlinie 91/412/EWG der Kommission vom 23. Juli 1991 zur Festlegung der Grundsätze und Leitlinien einer Guten Herstellungspraxis für Tierarzneimittel (ABl. EG Nr. L 228 vom 17. August 1991, S. 70) aufgenommen (deutschsprachige Fassung s. S. 24ff.; englische Textfassung s. S. 30ff.). Dies war deshalb notwendig, weil die Betriebsverordnung für pharmazeutische Unternehmer (PharmBetrV) beide Richtlinien umsetzt (die PharmBetrV ist auf S. 167ff. abgedruckt).

Es folgt auf den Seiten 36ff. der „EG-Leitfaden einer Guten Herstellungspraxis für Arzneimittel" (III/2244/87, Rev. 3, Januar 1989), der am 1. Januar 1992 in Kraft trat.

Die EG-Kommission hat hierzu 14 Ergänzende Leitlinien für bestimmte Arzneimittelgruppen, Prüfmethoden, Herstellungsverfahren bzw. Sachverhalte veröffentlicht. Es sind dies die Ergänzenden Leitlinien für die

- Herstellung steriler Arzneimittel
- Herstellung von biologischen Arzneimitteln zur Anwendung beim Menschen
- Herstellung von Radiopharmaka
- Herstellung von Tierarzneimitteln außer immunologischen Tierarzneimitteln
- Herstellung von immunologischen Tierarzneimitteln (z. Z. nur in englischer Sprache verfügbar)
- Herstellung medizinischer Gase
- Herstellung von pflanzlichen Arzneimitteln
- Probenahme von Ausgangsstoffen und Verpackungsmaterial
- Herstellung von Liquida, Cremes und Salben
- Herstellung von Aerosolpräparaten in Sprühflaschen, mit vorgegebener Dosiervorrichtung zur Inhalation
- Computergestützte Systeme
- Herstellung von Arzneimitteln unter Verwendung ionisierender Strahlen
- Herstellung von klinischen Prüfpräparaten
- Herstellung von Produkten aus menschlichem Blut oder Blutplasma

Diese (neuen) 13 Ergänzenden Leitlinien werden ab 1. Januar 1993 bzw. 1. Juli 1993 angewendet; die Ergänzende Leitlinie für die Herstellung steriler Arzneimittel trat bereits zusammen mit dem EG-GMP-Leitfaden am 1. Januar 1992 in Kraft. Die 14 Ergänzenden Leitlinien (abgedruckt im „Anhang“) bilden zusammen mit einer überarbeiteten Einleitung des EG-GMP-Leitfadens die 2. Auflage der EG-Ausgabe.

Im Januar 1995 hat die Arbeitsgruppe „Überwachung von Arzneimitteln und Inspektionen“ der Europäischen Kommission die Überarbeitung der 1. Ergänzenden Leitlinie für die Herstellung steriler Arzneimittel des EU-GMP-Leitfadens begonnen, die revidierte Fassung am 12. Juli 1996 verabschiedet und zum 1. Januar 1997 in Kraft gesetzt. Die vorliegende Version ersetzt den Annex 1 des EU-Leitfadens einer Guten Herstellungspraxis für Arzneimittel des Jahres 1992.

Die EG-Arbeitsgruppe überarbeitete ebenfalls die Ergänzende Leitlinie „Herstellung von klinischen Prüfpräparaten“ des EU-GMP-Leitfadens. Nach Eingang und Bewertung der Stellungnahmen, die bis 1. Juli 1996 vorliegen mußten, wurde der Entwurf am 2. Dezember 1996 endgültig angenommen und der Inkraftsetzungstermin auf den 1. Juli 1997 festgesetzt. Die vorliegende Version ersetzt den entsprechenden Annex des EU-Leitfadens einer Guten Herstellungspraxis für Arzneimittel des Jahres 1992.

Seit Oktober 1996 überarbeitete die EG-Arbeitsgruppe „Kontrolle von Arzneimitteln und Inspektionen“ die Ergänzende Leitlinie „Herstellung von Arzneimitteln aus menschlichem Blut oder Blutplasma“. Der Entwurf wurde am 29. Mai 1998 zur Konsulation freigegeben. Nach Eingang und Bewertung der Stellungnahmen, die bis zum 31. August 1998 vorliegen mußten, fanden erneut Beratungen in der Redaktionsgruppe statt. Bemerkungen der Biotechnologischen Arbeitsgruppe der EG sowie die Information im Pharmazeutischen Ausschuß der EG führten schließlich zur endgültigen Verabschiedung des Entwurfs im März 2000; er trat am 1. September 2000 in Kraft. Die vorliegende

Version ersetzt den entsprechenden Anhang des EU-Leitfadens einer Guten Herstellungspraxis für Arzneimittel des Jahres 1993.

Im Anschluß an diese Texte kommentiert H. G. Will (früher Pharmaziedirektor im Ministerium für Arbeit, Gesundheit, Familie und Sozialordnung Baden-Württemberg) in einem ausführlichen Aufsatz die politischen Hintergründe und die Konzeption der EG-GMP-Harmonisierung und stellt den Inhalt des EG-Leitfadens vor (S. 148 ff.). Der Artikel enthält u. a. Ausführungen über die rechtliche Verbindlichkeit des EG-Leitfadens für die pharmazeutische Industrie und die überwachenden Behörden nach § 64 AMG, über die Auswirkungen auf die Tätigkeiten des Herstellungs- und Kontrolleiters – hier insbesondere auf die Unterschriftenregelung bei der Freigabe von Chargen von Arzneimitteln –, über das Verhältnis des EG-GMP-Leitfadens zur Pharmazeutischen Inspektions-Convention (PIC) und den GMP-Regeln der Weltgesundheitsorganisation (WHO) sowie national zu der Betriebsverordnung für pharmazeutische Unternehmer.

Zur Vervollständigung wird anschließend die Betriebsverordnung für pharmazeutische Unternehmer (PharmBetrV) in der Fassung vom 13. Juli 1994 abgedruckt, mit der die EG-GMP-Richtlinie 91/356 (Humanarzneimittel) und EG-GMP-Richtlinie 91/412 (Tierarzneimittel) in nationales Recht umgesetzt werden.

In diesem Zusammenhang ist auch die Bekanntmachung des Bundesministeriums für Gesundheit über den Nachweis der Qualitätsprüfung bei parallelimportierten Arzneimitteln von Interesse, die am Schluß der Broschüre auf S. 179 abgedruckt ist.

Dr. Gert Auterhoff,
Abteilung Pharmazie,
Bundesverband der Pharmazeutischen Industrie e.V.,
Frankfurt/Main

RICHTLINIE DER KOMMISSION
vom 13. Juni 1991

zur Festlegung der Grundsätze und Leitlinien der Guten Herstellungspraxis für zur Anwendung beim Menschen bestimmte Arzneimittel (91/356/EWG)

DIE KOMMISSION DER EUROPÄISCHEN GEMEINSCHAFTEN –

gestützt auf den Vertrag zur Gründung der Europäischen Wirtschaftsgemeinschaft,

gestützt auf die Richtlinie 75/319/EWG des Rates vom 20. Mai 1975 zur Angleichung der Rechts- und Verwaltungsvorschriften über Arzneispezialitäten[1], zuletzt geändert durch die Richtlinie des Rates 89/381/EWG[2], insbesondere auf Artikel 19a,

in Erwägung nachstehender Gründe:

Alle in der Gemeinschaft hergestellten oder in die Gemeinschaft eingeführten, zur Anwendung beim Menschen bestimmten Arzneimittel, einschließlich der zur Ausfuhr bestimmten Arzneimittel sollten in Übereinstimmung mit den Grundsätzen und Leitlinien der Guten Herstellungspraxis hergestellt werden.

In Übereinstimmung mit ihren nationalen Rechtsvorschriften können die Mitgliedstaaten verlangen, daß diese Grundsätze der Guten Herstellungspraxis auch bei der Herstellung von Arzneimitteln, die für klinische Prüfungen vorgesehen sind, eingehalten werden.

Die in Artikel 19a der Richtlinie 75/319/EWG genannten ausführlichen Leitlinien wurden von der Kommission nach Beratung mit den für die pharmazeutische Überwachung zuständigen Stellen der Mitgliedstaaten in Form eines „Leitfadens einer Guten Herstellungspraxis für Arzneimittel" veröffentlicht.

Es ist notwendig, daß alle Hersteller eine wirksame Qualitätssicherung der Herstellungsvorgänge gewährleisten und folglich ein pharmazeutisches Qualitätssicherungssystem einführen und betreiben.

Die Beauftragten der zuständigen Behörden sollten in einem Bericht festhalten, ob sich der Hersteller an die Regeln der Guten Herstellungspraxis hält; diese Berichte sollten auf begründete Nachfrage den zuständigen Behörden eines anderen Mitgliedstaats übermittelt werden.

Die Grundsätze und Leitlinien der Guten Herstellungspraxis sollten sich hauptsächlich mit dem Personal, den Räumlichkeiten und der Ausrüstung, der Dokumentation, der Produktion, der Qualitätskontrolle, der Auftragsherstellung, den Beanstandungen und dem Produktrückruf sowie den Selbstinspektionen befassen.

---

[1] ABl. Nr. L 147 vom 9. 6. 1975, S. 13.

[2] ABl. Nr. L 181 vom 28. 6. 1989, S. 44.

Die Grundsätze und Leitlinien dieser Richtlinie entsprechen der Stellungnahme des Ausschusses für die Anpassung der Richtlinien zur Beseitigung der technischen Handelshemmnisse auf dem Gebiet der Arzneispezialitäten an den technischen Fortschritt, der durch Artikel 2b der Richtlinie 75/318/EWG des Rates vom 20. Mai 1975 zur Angleichung der Rechts- und Verwaltungsvorschriften der Mitgliedstaaten über die analytischen, toxikologisch-pharmakologischen und ärztlichen oder klinischen Vorschriften und Nachweise über Versuche mit Arzneispezialitäten[3], zuletzt geändert durch die Richtlinie 89/341/EWG[4], eingesetzt wurde,

HAT FOLGENDE RICHTLINIE ERLASSEN:

KAPITEL I

ALLGEMEINES

Artikel 1

Diese Richtlinie regelt die Grundsätze und Leitlinien der Guten Herstellungspraxis für zur Anwendung beim Menschen bestimmte Arzneimittel, für deren Herstellung eine Erlaubnis nach Artikel 16 der Richtlinie 75/319/EWG erforderlich ist.

Artikel 2

Die Definition für Arzneimittel gemäß Artikel 1 Ziffer 2 der Richtlinie 65/65/EWG des Rates[5] findet Anwendung. Darüber hinaus gelten folgende Begriffsbestimmungen:

- „Hersteller“: jeder Inhaber einer Erlaubnis nach Artikel 16 der Richtlinie 75/319/EWG;
- „sachkundige Person“: Person im Sinne von Artikel 21 der Richtlinie 75/319/EWG;
- „pharmazeutische Qualitätssicherung“: Gesamtheit aller vorgesehenen Maßnahmen, die getroffen werden, um sicherzustellen, daß die Arzneimittel die für den beabsichtigten Gebrauch erforderliche Qualität aufweisen;
- „Gute Herstellungspraxis“: der Teil der Qualitätssicherung, der gewährleistet, daß Produkte gleichbleibend nach den Qualitätsstandards produziert und geprüft werden, die der vorgesehenen Verwendung entsprechen.

Artikel 3

Die Mitgliedstaaten gewährleisten durch wiederholte Besichtigungen nach Artikel 26 der Richtlinie 75/319/EWG, daß die Hersteller die Grundsätze und Leitlinien der Guten Herstellungspraxis, wie sie in dieser Richtlinie festgelegt sind, beachten.

---

[3] ABl. Nr. L 147 vom 9. 6. 1975, S. 1.

[4] ABl. Nr. L 142 vom 25. 5. 1989, S. 11.

[5] ABl. Nr. 22 vom 9. 2. 1965, S. 369/65.

Zur Auslegung dieser Grundsätze und Leitlinien beziehen sich die Hersteller und die Beauftragten der zuständigen Behörden auf die ausführlichen Leitlinien nach Artikel 19a der Richtlinie 75/319/EWG. Diese werden von der Kommission in dem „Leitfaden einer Guten Herstellungspraxis für Arzneimittel“ und dessen Anhängen veröffentlicht (Amt für amtliche Veröffentlichungen der Europäischen Gemeinschaften: „Die Regelung der Arzneimittel in der Europäischen Gemeinschaft“, Band IV).

Artikel 4

Die Hersteller sorgen dafür, daß alle Herstellungsvorgänge in Übereinstimmung mit den Regeln der Guten Herstellungspraxis und der Herstellungserlaubnis durchgeführt werden.

Bei aus Drittländern eingeführten Arzneimitteln vergewissern die Einführer sich, daß die Hersteller dieser Arzneimittel über eine ordnungsgemäße Herstellungserlaubnis verfügen und hinsichtlich der Guten Herstellungspraxis Anforderungen unterliegen, die den in der Gemeinschaft festgelegten mindestens gleichwertig sind.

Artikel 5

Die Hersteller tragen dafür Sorge, daß alle Herstellungsvorgänge, soweit sie Gegenstand eines Zulassungsverfahrens waren, in Übereinstimmung mit den Angaben im Zulassungsantrag, so wie er von den zuständigen Behörden gebilligt wurde, erfolgen.

Die Hersteller müssen ihre Herstellungsverfahren regelmäßig unter Berücksichtigung des wissenschaftlichen und technischen Fortschritts überprüfen. Falls sich die Notwendigkeit einer Änderung der Zulassungsunterlagen ergibt, ist die vorgesehene Änderung den zuständigen Behörden vorzulegen.

KAPITEL II

GRUNDSÄTZE UND LEITLINIEN DER GUTEN HERSTELLUNGSPRAXIS

Artikel 6

Qualitätssicherungssystem

Jeder Hersteller muß ein funktionstüchtiges pharmazeutisches Qualitätssicherungssystem, das die aktive Beteiligung der Geschäftsführung und des Personals der einzelnen betroffenen Bereiche vorsieht, einführen und betreiben.

Artikel 7

Personal

(1) In jedem Betrieb muß dem Hersteller sachkundiges und angemessen qualifiziertes Personal in ausreichender Zahl zur Verfügung stehen, damit die Ziele der Qualitätssicherung erreicht werden.

(2) Die Aufgaben der Mitarbeiter in leitender oder verantwortlicher Stellung, einschließlich der sachkundigen Person(en), die für die Einhaltung der Guten Herstellungspraxis zuständig sind, müssen in Arbeitsplatzbeschreibungen festgelegt werden. Die hierarchischen Beziehungen sind in einem Orga-

nisationsschema zu beschreiben. Organisationsschemata und Arbeitsplatzbeschreibungen sind nach den betriebsinternen Verfahren zu genehmigen.

(3) Dem in Absatz 2 genannten Personal sind ausreichende Befugnisse einzuräumen, damit es seiner Verantwortung gerecht werden kann.

(4) Die Mitarbeiter müssen zu Anfang und danach fortlaufend geschult werden. Die Schulung sollte sich auf Theorie und Anwendung der Qualitätssicherung und der Guten Herstellungspraxis erstrecken.

(5) Es müssen Hygieneprogramme erstellt und befolgt werden, die den durchzuführenden Tätigkeiten angepaßt sind. Diese Programme müssen Vorschriften zur Gesundheit, über hygienisches Verhalten und über die Bekleidung des Personals enthalten.

Artikel 8

Räumlichkeiten und Ausrüstung

(1) Räumlichkeiten und Ausrüstung müssen so angeordnet, ausgelegt, ausgeführt, nachgerüstet und instandgehalten sein, daß sie sich für die beabsichtigten Zwecke eignen.

(2) Sie müssen so ausgelegt, gestaltet und genutzt werden, daß das Risiko von Fehlern minimal und eine gründliche Reinigung und Wartung möglich ist, um Verunreinigungen, Kreuzkontamination und ganz allgemein jeden die Qualität des Produkts beeinträchtigenden Effekt zu vermeiden.

(3) Räumlichkeiten und Ausrüstung, die zur Verwendung für hinsichtlich der Produktqualität kritische Herstellungsvorgänge bestimmt sind, müssen hinsichtlich ihrer Eignung überprüft werden (Qualifizierung).

Artikel 9

Dokumentation

(1) Jeder Hersteller muß über ein Dokumentationssystem mit Spezifikationen, Herstellungsvorschriften, Verarbeitungs- und Verpackungsanweisungen sowie Verfahrensbeschreibungen und Protokolle über die jeweils ausgeführten Herstellungsvorgänge verfügen. Die Unterlagen müssen klar und deutlich, fehlerfrei und auf dem neuesten Stand sein. Neben den speziellen Unterlagen über die Herstellung jeder Charge müssen vorher erstellte Vorschriften für allgemeine Herstellungsvorgänge und -bedingungen schriftlich vorliegen. Die Gesamtheit dieser Unterlagen muß die Rückverfolgung des Werdegangs jeder Charge ermöglichen. Die chargenbezogenen Unterlagen müssen mindestens ein Jahr über das Verfalldatum der Chargen und mindestens fünf Jahre über die Ausstellung der Bescheinigung gemäß Artikel 22 Absatz 2 der Richtlinie 75/319/EWG hinaus aufbewahrt werden.

(2) Werden Daten nicht schriftlich, sondern mit elektronischen, photographischen oder anderen Datenverarbeitungssystemen aufgezeichnet, so muß der Hersteller das System vorher validieren, indem er nachweist, daß die Daten während des voraussichtlichen Aufbewahrungszeitraums ordnungsgemäß gespeichert werden. Die mit solchen Systemen gespeicherten Daten müssen schnell in lesbarer Form verfügbar gemacht werden können. Elektronisch gespeicherte Daten müssen gegen Verlust oder Beschädigung geschützt werden (beispielsweise durch Vervielfältigung oder Übertragung auf ein anderes Aufbewahrungssystem).

Artikel 10

Produktion

Die einzelnen Herstellungsvorgänge müssen nach vorher erstellten Anweisungen und Verfahrensbeschreibungen und in Übereinstimmung mit der Guten Herstellungspraxis durchgeführt werden. Es müssen angemessene und ausreichende Mittel für die Durchführung der Inprozeßkontrollen zur Verfügung stehen.

Es müssen die erforderlichen technischen und/oder organisatorischen Maßnahmen getroffen werden, um Kreuzkontamination und Verwechslungen zu vermeiden.

Jedes neue Herstellungsverfahren und jede wesentliche Änderung eines bestehenden Verfahrens müssen validiert werden. Kritische Phasen eines Herstellungsverfahrens müssen regelmäßig revalidiert werden.

Artikel 11

Qualitätskontrolle

(1) Jeder Hersteller muß eine Qualitätskontrollabteilung einrichten und unterhalten. Sie soll von einer Person mit der erforderlichen Qualifikation geleitet werden und von anderen Abteilungen unabhängig sein.

(2) Die Qualitätskontrollabteilung muß über ein oder mehrere Kontrollaboratorien mit ausreichender personeller Besetzung und angemessener Ausstattung verfügen, um die erforderlichen Untersuchungen und Prüfungen von Ausgangsstoffen, Verpackungsmaterialien und von Zwischen- und Fertigprodukten vornehmen zu können. Eine Beauftragung externer Laboratorien ist entsprechend Artikel 12 dieser Richtlinie zulässig, sofern die Genehmigung nach Artikel 5 Buchstabe b der Richtlinie 75/319/EWG vorliegt.

(3) Bei der abschließenden Kontrolle der Fertigprodukte vor ihrer Freigabe für den Verkauf oder Vertrieb muß die Qualitätskontrollabteilung zusätzlich zu den analytischen Ergebnissen als wichtige Informationen insbesondere die Produktionsbedingungen, die Ergebnisse der Inprozeßkontrollen, die Überprüfung der Herstellungsunterlagen und die Übereinstimmung der Produkte mit ihren Spezifikationen (einschließlich der Endverpackung) mit berücksichtigen.

(4) Rückstellmuster von jeder Charge eines Fertigprodukts müssen mindestens ein Jahr über den Ablauf des Verfalldatums hinaus aufbewahrt werden. Sofern im Herstellungsland keine längeren Aufbewahrungszeiten verlangt werden, müssen Proben von Ausgangsstoffen (außer Lösungsmitteln, Gasen und Wasser) mindestens zwei Jahre nach Freigabe des Produkts aufbewahrt werden, es sei denn, in der entsprechenden Spezifikation ist eine kürzere Haltbarkeit angegeben. Diese Rückstellmuster müssen den zuständigen Behörden zur Verfügung stehen.

Bei bestimmten Arzneimitteln, die für den Einzelfall oder in kleinen Mengen hergestellt werden oder deren Lagerung besondere Probleme bereiten könnte, können mit Zustimmung der zuständigen Behörde andere Festlegungen über die Rückstellmuster und ihre Aufbewahrung getroffen werden.

Artikel 12

Auftragsherstellung

(1) Für jeden Herstellungsvorgang oder jeden mit der Herstellung verbundenen Vorgang, der im Auftrag ausgeführt wird, muß ein schriftlicher Vertrag zwischen Auftraggeber und Auftragnehmer bestehen.

(2) In dem Vertrag müssen die Verantwortlichkeiten jeder Seite klar festgelegt und die Einhaltung der Regeln der Guten Herstellungspraxis durch den Auftragnehmer sowie die Art und Weise, wie die sachkundige Person, die für die Freigabe jeder Charge zuständig ist, ihrer Verantwortung voll gerecht wird, geregelt sein.

(3) Ein Auftragnehmer darf keine ihm vertraglich übertragene Arbeit ohne schriftliche Genehmigung des Auftraggebers an Dritte weitergeben.

(4) Der Auftragnehmer muß die Grundsätze und Leitlinien der Guten Herstellungspraxis einhalten und sich den in Artikel 26 der Richtlinie 75/319/EWG vorgesehenen Inspektionen durch die zuständigen Behörden unterwerfen.

Artikel 13

Beanstandungen und Produktrückruf

Der Hersteller muß Beanstandungen systematisch aufzeichnen und überprüfen und wirkungsvolle systematische Vorkehrungen treffen, damit die Arzneimittel jederzeit schnell vom Markt zurückgerufen werden können. Jede Beanstandung wegen eines Qualitätsmangels muß vom Hersteller aufgezeichnet und untersucht werden. Der Hersteller muß die zuständige Behörde über jeden Qualitätsmangel, der möglicherweise zu einem Rückruf oder einer ungewöhnlichen Einschränkung des Vertriebs führt, unterrichten. Soweit möglich, müssen dabei auch die Empfängerländer angegeben werden, in die das Arzneimittel geliefert wurde. Bei jedem Rückruf sind die in Artikel 33 der Richtlinie 75/319/EWG genannten Vorschriften zu beachten.

Artikel 14

Selbstinspektion

Die Selbstinspektion ist Teil des Qualitätssicherungssystems und muß regelmäßig vorgenommen werden, um die Anwendung und Beachtung der Regeln der Guten Herstellungspraxis zu überwachen und um Vorschläge für eventuell notwendige Korrekturmaßnahmen zu machen. Über die Selbstinspektionen und die anschließend ergriffenen Korrekturmaßnahmen müssen Aufzeichnungen geführt und aufbewahrt werden.

KAPITEL III

Schlußbestimmungen

Artikel 15

Die Mitgliedstaaten setzen die erforderlichen Rechts- und Verwaltungsvorschriften in Kraft, um dieser Richtlinie bis spätestens 1. Januar 1992 nachzukommen. Sie setzen die Kommission unverzüglich davon in Kenntnis.

Wenn die Mitgliedstaaten diese Vorschriften erlassen, nehmen sie in diesen Vorschriften selbst oder durch einen Hinweis bei der amtlichen Veröffentlichung auf diese Richtlinie Bezug. Sie regeln die Einzelheiten dieser Bezugnahme.

Artikel 16

Diese Richtlinie ist an die Mitgliedstaaten gerichtet.

Brüssel, den 13. Juni 1991.

Für die Kommission

Martin Bangemann
Vizepräsident

COMMISSION DIRECTIVE
of 13 June 1991

laying down the principles and guidelines of good manufacturing practice for medicinal products for human use (91/356/EEC)

THE COMMISSION OF THE EUROPEAN COMMUNITIES,

Having regard to the Treaty establishing the European Economic Community,

Having regard to Council Directive 75/319/EEC of 20 May 1975 on the approximation of provisions laid down by law, regulation or administrative action relating to proprietary medicinal products[1], as last amended by Council Directive 89/381/EEC[2], and in particular Article 19a there of,

Whereas all medicinal products for human use manufactured or imported into the Community, including medicinal products intended for export, should be manufactured in accordance with the principles and guidelines of good manufacturing practice;

Whereas, in accordance with national legislation, Member States may require compliance with these principles of good manufacturing practice during the manufacture of products intended for use in clinical trials;

Whereas the detailed guidelines mentioned in Article 19a of Directive 75/319/EEC have been published by the Commission after consultation with the pharmaceutical inspection services of the Member States in the form of a "Guide to good manufacturing practice for medicinal products";

Whereas it is necessary that all manufacturers should operate an effective quality management of their manufacturing operations, and that this requires the implementation of a pharmaceutical quality assurance system;

Whereas officials representing the competent authorities should report on whether the manufacturer complies with good manufacturing practice and that these reports should be communicated upon reasoned request to the competent authorities of another Member State;

Whereas the principles and guidelines of good manufacturing practice should primarily concern personnel, premises and equipment, documentation, production, quality control, contracting out, complaints and product recall and self inspection;

---

1) OJ No L 147, 9. 6. 1975, p. 13.

2) OJ No L 181, 28. 6. 1989, p. 44.

Whereas the principles and guidelines envisaged by this Directive are in accordance with the opinion of the Committee for the Adaptation to Technical Progress of the Directives on the Removal of Technical Barriers to Trade in the Proprietary Medicinal Products Sector set up by Article 2b of Council Directive 75/318/EEC of 20 May 1975 on the approximation of the laws of Member States relating to analytical, pharmaco-toxicological and clinical standards and protocols in respect of the testing of proprietary medicinal products[3)] as last amended by Directive 89/341/EEC[4)],

HAS ADOPTED THIS DIRECTIVE:

CHAPTER I

GENERAL PROVISIONS

Article 1

This Directive lays down the principles and guidelines of good manufacturing practice for medicinal products for human use whose manufacture requires the authorization referred to in Article 16 of Directive 75/319/EEC.

Article 2

For the purposes of this Directive, the definition of medicinal products set out in Article 1 (2) of Council Directive 65/65/EEC[5)], shall apply.
In addition,

- "manufacturer" shall mean: any holder of the authorization referred to in Article 16 of Directive 75/319/EEC;
- "qualified person" shall mean the person referred to in Article 21 of Directive 75/319/EEC,
- "pharmaceutical quality assurance" shall mean the sum total of the organized arrangements made with the object of ensuring that medicinal products are of the quality required for their intended use,
- "good manufacturing practice" shall mean the part of quality assurance which ensures that products are consistently produced and controlled to the quality standards appropriate to their intended use.

Article 3

By means of the repeated inspections referred to in Article 26 of Directive 75/319/EEC, the Member States shall ensure that manufacturers respect the principles and guidelines of good manufacturing practice laid down by this Directive.

For the interpretation of these principles and guidelines of good manufacturing practice, the manufacturers and the agents of the competent authorities

---

3) OJ No L 147, 9. 6. 1975, p. 1.

4) OJ No L 142, 25. 5. 1989, p. 11.

5) OJ No 22, 9. 2. 1965, p. 369/65.

shall refer to the detailed guidelines referred to in Article 19a of Directive 75/319/EEC. These detailed guidelines are published by the Commission in the "Guide to good manufacturing practice for medicinal products" and in its Annexes (Office for Official Publications of the European Communities, The rules governing medicinal products in the European Community, Volume IV).

Article 4

The manufacturer shall ensure that the manufacturing operations are carried out in accordance with good manufacturing practice and with the manufacturing authorization.

For medicinal products imported from third countries, the importer shall ensure that the medicinal products have been manufactured by manufacturers duly authorized and conforming to good manufacturing practice standards, at least equivalent to those laid down by the Community.

Article 5

The manufacturer shall ensure that all manufacturing operations subject to an authorization for marketing are carried out in accordance with the information given in the application for marketing authorization as accepted by the competent authorities.

The manufacturer shall regularly review their manufacturing methods in the light of scientific and technical progress. When a modification to the marketing authorization dossier is necessary, the application for modification must be submitted to the competent authorities.

CHAPTER II

PRINCIPLES AND GUIDELINES OF GOOD MANUFACTURING PRACTICE

Article 6

Quality management

The manufacturer shall establish and implement an effective pharmaceutical quality assurance system, involving the active participation of the management and personnel of the different services involved.

Article 7

Personnel

1. At each manufacturing site, the manufacturer shall have competent and appropriately qualified personnel at his disposal in sufficient number to achieve the pharmaceutical quality assurance objective.
2. The duties of managerial and supervisory staff, including the qualified person(s), responsible for implementing and operating good manufacturing practice shall be defined in job descriptions. Their hierarchical relationships shall be defined in an organizational chart. Organizational charts and job descriptions shall be approved in accordance with the manufacturer's internal procedures.

3. Staff referred to in paragraph 2 shall be given sufficient authority to discharge their responsibilities correctly.
4. Personnel shall receive initial and continuing training including the theory and application of the concept of quality assurance and good manufacturing practice.
5. Hygiene programmes adapted to the activities to be carried out shall be established and observed. These programmes include procedures relating to health, hygiene and clothing of personnel.

Article 8
Premises and equipment

1. Premises and manufacturing equipment shall be located, designed, constructed, adapted and maintained to suit the intended operations.
2. Lay out, design and operation must aim to minimize the risk of errors and permit effective cleaning and maintenance in order to avoid contamination, cross contamination and, in general, any adverse effect on the quality of the product.
3. Premises and equipment intended to be used for manufacturing operations which are critical for the quality of the products shall be subjected to appropriate qualification.

Article 9
Documentation

1. The manufacturer shall have a system of documentation based upon specifications, manufacturing formulae and processing and packaging instructions, procedures and records covering the various manufacturing operations that they perform. Documents shall be clear, free from errors and kept up to date. Pre-established procedures for general manufacturing operations and conditions shall be available, together with specific documents for the manufacture of each batch. This set of documents shall make it possible to trace the history of the manufacture of each batch. The batch documentation shall be retained for at least one year after the expiry date of the batches to which it relates or at least 5 years after the certification referred to in Article 22 (2) of Directive 75/319/EEC whichever is the longer.
2. When electronic, photographic or other data processing systems are used instead of written documents, the manufacturer shall have validated the systems by proving that the data will be appropriately stored during the anticipated period of storage. Data stored by these systems shall be made readily available in legible form. The electronically stored data shall be protected against loss or damage of data (e.g. by duplication or back-up and transfer onto another storage system).

Article 10
Production

The different production operations shall be carried out according to pre-established instructions and procedures and in accordance with good manufacturing practice. Adequate and sufficient resources shall be made available for the in-process controls.

Appropriate technical and/or organizational measures shall be taken to avoid cross contamination and mix-ups.

Any new manufacture or important modification of a manufacturing process shall be validated. Critical phases of manufacturing processes shall be regularly revalidated.

Article 11
Quality control

1. The manufacturer shall establish and maintain a quality control department. This department shall be placed under the authority of a person having the required qualifications and shall be independent of the other departments.
2. The quality control department shall have at its disposal one or more quality control laboratories appropriately staffed and equipped to carry out the necessary examination and testing of starting materials, packaging materials and intermediate and finished products testing. Resorting to outside laboratories may be authorized in accordance with Article 12 of this Directive after the authorization referred to in Article 5b of Directive 75/319/EEC has been granted.
3. During the final control of finished products before their release for sale or distribution, in addition to analytical results, the quality control department shall take into account essential information such as the production conditions, the results of in-process controls, the examination of the manufacturing documents and the conformity of the products to their specifications (including the final finished pack).
4. Samples of each batch of finished products shall be retained for at least one year after the expiry date. Unless in the Member States of manufacture a longer period is required, samples of starting materials (other than solvents, gases and water) used shall be retained for at least two years after the release of the product. This period may be shortened if their stability, as mentioned in the relevant specification, is shorter. All these samples shall be maintained at the disposal of the competent authorities.

   For certain medicinal products manufactured individually or in small quantities, or when their storage could raise special problems, other sampling and retaining conditions may be defined in agreement with the competent authority.

Article 12
Work contracted out

1. Any manufacturing operation or operation linked with the manufacture which is carried out under contract, shall be the subject of a written contract between the contract giver and the contract acceptor.
2. The contract shall clearly define the responsibilities of each party and in particular the observance of good manufacturing practice by the contract acceptor and the manner in which the qualified person responsible for releasing each batch shall undertake his full responsibilities.
3. The contract acceptor shall not further subcontract any of the work entrusted to him by the contract giver without the written authorization of the contract giver.

4. The contract acceptor shall respect the principles and guidelines of good manufacturing practice and shall submit to inspections carried out by the competent authorities as provided for by Article 26 of Directive 75/319/EEC.

Article 13

Complaints and product recall

The manufacturer shall implement a system for recording and reviewing complaints together with an effective system for recalling promptly and at any time the medicinal products in the distribution network. Any complaint concerning a quality defect shall be recorded and investigated by the manufacturer. The competent authority shall be informed by the manufacturer of any defect that could result in a recall or abnormal restriction on the supply. In so far as possible, the countries of destination shall also be indicated. Any recall shall be made in accordance with the requirements referred to in Article 33 of Directive 75/319/EEC.

Article 14

Self-inspection

The manufacturer shall conduct repeated self-inspections as part of the quality assurance system in order to monitor the implementation and respect of good manufacturing practice and to propose any necessary corrective measures. Records of such selfinspections and any subsequent corrective action shall be maintained.

CHAPTER III

FINAL PROVISIONS

Article 15

Member States shall bring into force the laws, regulations and administrative provisions necessary to comply with this Directive not later than 1 January 1992. They shall forthwith inform the Commission thereof.

When Member States adopt these provisions, these shall contain a reference to this Directive or shall be accompanied by such reference at the time of their official publication. The procedure for such reference shall be adopted by Member States.

Article 16

This Directive is addressed to the Member States.

Done at Brussels, 13 June 1991.

For the Commission

Martin Bangemann
Vice-President

RICHTLINIE DER KOMMISSION
vom 23. Juli 1991

zur Festlegung der Grundsätze und Leitlinien der Guten Herstellungspraxis für Tierarzneimittel (91/412/EWG)

DIE KOMMISSION DER EUROPÄISCHEN GEMEINSCHAFTEN –

gestützt auf den Vertrag zur Gründung der Europäischen Wirtschaftsgemeinschaft,

gestützt auf die Richtlinie 81/851/EWG des Rates vom 28. September 1981 zur Angleichung der Rechtsvorschriften der Mitgliedstaaten über Tierarzneimittel[1], zuletzt geändert durch die Richtlinie 90/676/EWG[2], insbesondere auf Artikel 27a,

gestützt auf die Richtlinie 90/677/EWG des Rates vom 13. Dezember 1990 zur Erweiterung des Anwendungsbereichs der Richtlinie 81/851/EWG zur Angleichung der Rechtsvorschriften der Mitgliedstaaten über Tierarzneimittel sowie zur Festlegung zusätzlicher Vorschriften für immunologische Tierarzneimittel[3],

in Erwägung nachstehender Gründe:

Alle in der Gemeinschaft hergestellten oder in die Gemeinschaft eingeführten Tierarzneimittel, einschließlich der Arzneimittel, die für die Ausfuhr vorgesehen sind, sollten in Übereinstimmung mit den Grundsätzen und Leitlinien der Guten Herstellungspraxis hergestellt werden.

In Übereinstimmung mit ihrer nationalen Gesetzgebung können die Mitgliedstaaten verlangen, daß diese Grundsätze der Guten Herstellungspraxis auch bei der Herstellung von Arzneimitteln, die für klinische Prüfungen vorgesehen sind, eingehalten werden.

Die in Artikel 27a der Richtlinie 81/851/EWG genannten ausführlichen Leitlinien wurden von der Kommission nach Beratung mit den für die pharmazeutische Überwachung zuständigen Stellen der Mitgliedstaaten in Form eines „Leitfadens einer Guten Herstellungspraxis für Arzneimittel" veröffentlicht.

Es ist notwendig, daß alle Hersteller eine wirksame Qualitätssicherung der Herstellungsvorgänge gewährleisten und folglich ein pharmazeutisches Qualitätssicherungssystem einführen und betreiben.

Die Beauftragten der zuständigen Behörden sollten in einem Bericht festhalten, ob sich der Hersteller an die Regeln der Guten Herstellungspraxis hält; diese Berichte sollten auf begründete Nachfrage den zuständigen Behörden eines anderen Mitgliedstaates übermittelt werden.

---

1) ABl. Nr. L 317 vom 6. 11. 1981, S. 1.

2) ABl. Nr. L 373 vom 31. 12. 1990, S. 15.

3) ABl. Nr. L 373 vom 31. 12. 1990, S. 26.

Die Grundsätze und Leitlinien der Guten Herstellungspraxis sollten sich hauptsächlich mit dem Personal, den Räumlichkeiten und der Ausrüstung, der Dokumentation, der Produktion, der Qualitätskontrolle, der Auftragsherstellung, den Beanstandungen und dem Produktrückruf sowie den Selbstinspektionen befassen.

Die Grundsätze und Leitlinien dieser Richtlinie entsprechen der Stellungnahme des Ausschusses für die Anpassung der Richtlinien zur Beseitigung der technischen Handelshemmnisse auf dem Gebiet der Tierarzneimittel an den technischen Fortschritt, der durch Artikel 2b der Richtlinie 81/852/EWG des Rates vom 28. September 1981 über die analytischen, toxikologisch-pharmakologischen und tierärztlichen oder klinischen Vorschriften und Nachweise über Versuche mit Tierarzneimitteln[4], zuletzt geändert durch die Richtlinie 87/20/EWG[5], eingesetzt wurde –

HAT FOLGENDE RICHTLINIE ERLASSEN:

KAPITEL I

ALLGEMEINES

Artikel 1

Diese Richtlinie regelt die Grundsätze und Leitlinien der Guten Herstellungspraxis für Tierarzneimittel, für deren Herstellung eine Erlaubnis nach Artikel 24 der Richtlinie 81/851/EWG erforderlich ist.

Artikel 2

Die Definition für Arzneimittel gemäß Artikel 1 Nummer 2 der Richtlinie 65/65/EWG des Rates[6] sowie die Definition für Tierarzneimittel gemäß Artikel 1 Absatz 2 der Richtlinie 81/851/EWG finden Anwendung. Darüber hinaus gelten folgende Begriffsbestimmungen:

- „Hersteller“: jeder Inhaber einer Erlaubnis nach Artikel 24 der Richtlinie 81/851/EWG;
- „sachkundige Person“: Person im Sinne von Artikel 29 der Richtlinie 81/851/EWG;
- „pharmazeutische Qualitätssicherung“: Gesamtheit aller vorgesehenen Maßnahmen, die getroffen werden, um sicherzustellen, daß die Tierarzneimittel die für den beabsichtigten Gebrauch erforderliche Qualität aufweisen;
- „Gute Herstellungspraxis“: der Teil der Qualitätssicherung, der gewährleistet, daß Produkte gleichbleibend nach den Qualitätsstandards produziert und geprüft werden, die der vorgesehenen Verwendung entsprechen.

Artikel 3

Die Mitgliedstaaten gewährleisten durch wiederholte Besichtigungen nach Artikel 34 der Richtlinie 81/851/EWG, daß die Hersteller die Grundsätze und

---

[4] ABl. Nr. L 317 vom 6. 11. 1981, S. 16.

[5] ABl. Nr. L 15 vom 17. 1. 1987, S. 34.

[6] ABl. Nr. 22 vom 9. 2. 1965, S. 369/65.

Leitlinien der Guten Herstellungspraxis, wie sie in dieser Richtlinie festgelegt sind, beachten.

Zur Auslegung dieser Grundsätze und Leitlinien beziehen sich die Hersteller und die Beauftragten der zuständigen Behörden auf die ausführlichen Leitlinien nach Artikel 27a der Richtlinie 81/851/EWG. Diese sind von der Kommission in dem „Leitfaden einer Guten Herstellungspraxis für Arzneimittel" und dessen Anhängen veröffentlicht worden (Amt für amtliche Veröffentlichungen der Europäischen Gemeinschaften. Die Regelung der Arzneimittel in der Europäischen Gemeinschaft, Band IV).

Artikel 4

Die Hersteller sorgen dafür, daß alle Herstellungsvorgänge in Übereinstimmung mit den Regeln der Guten Herstellungspraxis und der Herstellungserlaubnis durchgeführt werden.

Bei aus Drittländern eingeführten Tierarzneimitteln vergewissern die Einführer sich, daß die Hersteller dieser Arzneimittel über eine ordnungsgemäße Herstellungserlaubnis verfügen und hinsichtlich der Guten Herstellungspraxis Anforderungen unterliegen, die den in der Gemeinschaft festgelegten mindestens gleichwertig sind.

Artikel 5

Die Hersteller tragen dafür Sorge, daß alle Herstellungsvorgänge, soweit sie Gegenstand eines Zulassungsverfahrens waren, in Übereinstimmung mit den Angaben im Zulassungsantrag, so wie er von den zuständigen Behörden gebilligt wurde, durchgeführt werden.

Die Hersteller müssen ihre Herstellungsverfahren regelmäßig unter Berücksichtigung des wissenschaftlichen und technischen Fortschritts überprüfen. Falls sich die Notwendigkeit einer Änderung der Zulassungsunterlagen ergibt, ist die vorgesehene Änderung den zuständigen Behörden vorzulegen.

KAPITEL II

GRUNDSÄTZE UND LEITLINIEN DER GUTEN HERSTELLUNGSPRAXIS

Artikel 6

Qualitätssicherungssystem

Jeder Hersteller muß ein funktionstüchtiges pharmazeutisches Qualitätssicherungssystem, das die aktive Beteiligung der Geschäftsführung und des Personals der verschiedenen betroffenen Bereiche einbezieht, einführen und betreiben.

Artikel 7

Personal

(1) In jedem Betrieb muß dem Hersteller sachkundiges und angemessen qualifiziertes Personal in ausreichender Zahl zur Verfügung stehen, damit die Ziele der Qualitätssicherung erreicht werden.

(2) Die Aufgaben der Mitarbeiter in leitender oder verantwortlicher Stellung, einschließlich der sachkundigen Person(en), die für die Einhaltung der Guten Herstellungspraxis zuständig sind, müssen in Arbeitsplatzbeschreibungen festgelegt werden. Die hierarchischen Beziehungen sind in einem Organisations-

schema zu beschreiben. Organisationsschemata und Arbeitsplatzbeschreibungen sind nach den betriebsinternen Verfahren zu genehmigen.

(3) Dem in Absatz 2 genannten Personal sind ausreichende Befugnisse einzuräumen, damit es seiner Verantwortung gerecht werden kann.

(4) Die Mitarbeiter müssen zu Anfang und danach fortlaufend geschult werden. Die Schulung sollte sich auf Theorie und Anwendung der Qualitätssicherung und der Guten Herstellungspraxis erstrecken.

(5) Es müssen Hygieneprogramme erstellt und befolgt werden, die den durchzuführenden Tätigkeiten angepaßt sind. Diese Programme müssen Vorschriften zur Gesundheitspflege, über hygienisches Verhalten und über die Bekleidung des Personals enthalten.

Artikel 8
Räumlichkeiten und Ausrüstung

(1) Räumlichkeiten und Ausrüstung müssen so angeordnet, ausgelegt, ausgeführt, nachgerüstet und instandgehalten sein, daß sie sich für die beabsichtigten Zwecke eignen.

(2) Sie müssen so ausgelegt, gestaltet und genutzt werden, daß das Risiko von Fehlern minimal und eine gründliche Reinigung und Wartung möglich ist, um Verunreinigungen, Kreuzkontamination und ganz allgemein jeden die Qualität des Produkts beeinträchtigenden Effekt zu vermeiden.

(3) Räumlichkeiten und Ausrüstung, die zur Verwendung für hinsichtlich der Produktqualität kritische Herstellungsvorgänge bestimmt sind, müssen hinsichtlich ihrer Eignung überprüft werden (Qualifizierung).

Artikel 9
Dokumentation

(1) Jeder Hersteller muß über ein Dokumentationssystem mit Spezifikationen, Herstellungsvorschriften, Verarbeitungs- und Verpackungsanweisungen sowie Verfahrensbeschreibungen und Protokollen über die jeweils ausgeführten Herstellungsvorgänge verfügen. Die Unterlagen müssen klar und deutlich, fehlerfrei und auf dem neuesten Stand sein. Neben den speziellen Unterlagen über die Herstellung jeder Charge müssen vorher erstellte Vorschriften für allgemeine Herstellungsvorgänge und -bedingungen schriftlich vorliegen. Die Gesamtheit dieser Unterlagen muß die Rückverfolgung des Werdegangs jeder Charge ermöglichen. Die chargenbezogenen Unterlagen müssen mindestens ein Jahr über das Verfalldatum der Chargen und mindestens fünf Jahre über das Ausstellen der Bescheinigung gemäß Artikel 30 Absatz 2 der Richtlinie 81/851/EWG hinaus aufbewahrt werden.

(2) Werden Daten nicht schriftlich, sondern mit elektronischen, photographischen oder anderen Datenverarbeitungssystemen aufgezeichnet, muß der Hersteller das System vorher validieren, indem er nachweist, daß die Daten während des voraussichtlichen Aufbewahrungszeitraumes ordnungsgemäß gespeichert werden. Die mit solchen Systemen gespeicherten Daten müssen schnell in lesbarer Form verfügbar gemacht werden können. Elektronisch gespeicherte Daten müssen gegen Verlust oder Beschädigung geschützt werden (beispielsweise durch Vervielfältigung oder Übertragung auf ein anderes Aufbewahrungssystem).

Artikel 10
Produktion

Die verschiedenen Produktionsvorgänge müssen nach vorher erstellten Anweisungen und Verfahrensbeschreibungen und in Übereinstimmung mit der Guten Herstellungspraxis durchgeführt werden. Es müssen angemessene und ausreichende Mittel für die Durchführung der Inprozeßkontrollen zur Verfügung stehen.

Es müssen die erforderlichen technischen und/oder organisatorischen Maßnahmen getroffen werden, um Kreuzkontamination und Verwechslungen zu vermeiden.

Jedes neue Herstellungsverfahren und jede wesentliche Änderung eines bestehenden Verfahrens müssen validiert werden. Kritische Phasen eines Herstellungsverfahrens müssen regelmäßig revalidiert werden.

Artikel 11
Qualitätskontrolle

(1) Jeder Hersteller muß eine Qualitätskontrollabteilung einrichten und unterhalten. Sie soll von einer Person mit der erforderlichen Qualifikation geleitet werden und von anderen Abteilungen unabhängig sein.

(2) Die Qualitätskontrollabteilung muß über ein oder mehrere Kontrollaboratorien mit ausreichender personeller Besetzung und angemessener Ausstattung verfügen, um die erforderlichen Untersuchungen und Prüfungen von Ausgangsstoffen, Verpackungsmaterialien und von Zwischen- und Fertigprodukten vornehmen zu können. Eine Beauftragung externer Laboratorien ist entsprechend Artikel 12 dieser Richtlinie zulässig, sofern die Genehmigung nach Artikel 10 Absatz 2 der Richtlinie 81/851/EWG vorliegt.

(3) Bei der abschließenden Kontrolle der Fertigprodukte vor ihrer Freigabe für den Verkauf oder Vertrieb muß die Qualitätskontrollabteilung zusätzlich zu den analytischen Ergebnissen als wichtige Informationen insbesondere die Produktionsbedingungen, die Ergebnisse der Inprozeßkontrollen, die Überprüfung der Herstellungsunterlagen und die Übereinstimmung der Produkte mit ihren Spezifikationen (einschließlich der Endverpackung) mit berücksichtigen.

(4) Rückstellmuster von jeder Charge eines Fertigprodukts müssen mindestens ein Jahr über den Ablauf des Verfalldatums hinaus aufbewahrt werden. Sofern im Herstellungsland keine längeren Aufbewahrungszeiten verlangt werden, müssen Proben von Ausgangsstoffen (außer Lösungsmitteln, Gasen und Wasser) mindestens zwei Jahre nach Freigabe des Produkts aufbewahrt werden, es sei denn, in der entsprechenden Spezifikation ist eine kürzere Haltbarkeit angegeben. Diese Rückstellmuster müssen den zuständigen Behörden zur Verfügung stehen.

Bei bestimmten Arzneimitteln, die für den Einzelfall oder in kleinen Mengen hergestellt werden oder deren Lagerung besondere Probleme bereiten könnte, können mit Zustimmung der zuständigen Behörde andere Festlegungen über die Rückstellmuster und ihre Aufbewahrung getroffen werden.

Artikel 12
Auftragsherstellung

(1) Für jeden Herstellungsvorgang oder jeden mit der Herstellung verbundenen Vorgang, der im Auftrag ausgeführt wird, muß ein schriftlicher Vertrag zwischen Auftraggeber und Auftragnehmer bestehen.

(2) In dem Vertrag müssen die Verantwortlichkeiten jeder Seite klar festgelegt und die Einhaltung der Regeln der Guten Herstellungspraxis durch den Auftragnehmer sowie die Art und Weise, wie die sachkundige Person, die für die Freigabe jeder Charge zuständig ist, ihrer Verantwortung voll gerecht wird, geregelt sein.

(3) Ein Auftragnehmer darf keine ihm vertraglich übertragene Arbeit ohne schriftliche Genehmigung des Auftraggebers an Dritte weitergeben.

(4) Der Auftragnehmer muß die Grundsätze und Leitlinien der Guten Herstellungspraxis einhalten und sich den in Artikel 34 der Richtlinie 81/851/EWG vorgesehenen Inspektionen durch die zuständigen Behörden unterwerfen.

Artikel 13

Beanstandungen und Produktrückruf

Der Hersteller muß Beanstandungen systematisch aufzeichnen und überprüfen und wirkungsvolle systematische Vorkehrungen treffen, damit die Arzneimittel jederzeit schnell vom Markt zurückgerufen werden können. Jede Beanstandung wegen eines Qualitätsmangels muß vom Hersteller aufgezeichnet und untersucht werden. Der Hersteller muß die zuständige Behörde über jeden Qualitätsmangel, der möglicherweise zu einem Rückruf oder einer ungewöhnlichen Einschränkung des Vertriebs führt, unterrichten. Soweit möglich, müssen dabei auch die Empfängerländer angegeben werden, in die das Arzneimittel geliefert wurde. Bei jedem Rückruf sind die in Artikel 42 der Richtlinie 81/851/EWG genannten Vorschriften zu beachten.

Artikel 14

Selbstinspektion

Die Selbstinspektion ist Teil des Qualitätssicherungssystems und muß regelmäßig vorgenommen werden, um die Anwendung und Beachtung der Regeln der Guten Herstellungspraxis zu überwachen und um Vorschläge für eventuell notwendige Korrekturmaßnahmen zu machen. Über die Selbstinspektionen und die anschließend ergriffenen Korrekturmaßnahmen müssen Aufzeichnungen geführt und aufbewahrt werden.

KAPITEL III

Schlußbestimmungen

Artikel 15

Die Mitgliedstaaten setzen die erforderlichen Rechts- und Verwaltungsvorschriften in Kraft, um dieser Richtlinie bis spätestens zwei Jahre nach Annahme des Textes nachzukommen. Sie setzen die Kommission unverzüglich davon in Kenntnis.

Wenn die Mitgliedstaaten diese Vorschriften erlassen, nehmen sie in diesen Vorschriften selbst oder durch einen Hinweis bei der amtlichen Veröffentlichung auf diese Richtlinie Bezug. Sie regeln die Einzelheiten dieser Bezugnahme.

Artikel 16

Diese Richtlinie ist an alle Mitgliedstaaten gerichtet.

Brüssel, den 23. Juli 1991

Für die Kommission

Martin Bangemann
Vizepräsident

COMMISSION DIRECTIVE
of 23 July 1991

laying down the principles and guidelines of good manufacturing practice for veterinary medicinal products (91/412/EEC)

THE COMMISSION OF THE EUROPEAN COMMUNITIES,

Having regard to the Treaty establishing the European Economic Community,
Having regard to Council Directive 81/851/EEC of 28 September 1981 concerning the approximation of the laws of the Member States relating to veterinary medicinal products[1], as last amended by Directive 90/676/EEC[2], and in particular Article 27a,
Having regard to Council Directive 90/677/EEC of 13 December 1990 extending the scope of Directive 81/851/EEC on the approximation of the laws of the Member States relating to veterinary medicinal products and laying down additional provisions for immunological veterinary medicinal products[3],
Whereas all veterinary medicinal products manufactured or imported into the Community, including medicinal products intended for export should be manufactured in accordance with the principles and guidelines of good manufacturing practice;
Whereas, in accordance with national legislation, Member States may require compliance with these principles of good manufacturing practice during the manufacture of products intended for use in clinical trials;
Whereas the detailed guidelines mentioned in Article 27a of Directive 81/851/EEC have been published by the Commission after consultation with the pharmaceutical inspection services of the Member States in the form of a "Guide to good manufacturing practice for medicinal products";
Whereas it is necessary that all manufacturers should operate an effective quality management of their manufacturing operations, and that this requires the implementation of a pharmaceutical quality assurance system;
Whereas officials representing competent authorities should report on whether the manufacturer complies with good manufacturing practice and that these reports should be communicated upon reasoned request to the competent authorities of another Member State;
Whereas the principles and guidelines of good manufacturing practice should primarily concern personnel, premises and equipment, documentation, production, quality control, contracting out, complaints and product recall, and self-inspection;

---

[1] OJ No L 317, 6. 11. 1981, p. 1.
[2] OJ No L 373, 31. 12. 1990, p. 15.
[3] OJ No L 373, 31. 12. 1990, p. 26.

Whereas the principles and guidelines envisaged by this Directive are in conformity with the opinion of the Committee for Adaptation of Technical Progress of the Directives on the Removal of Technical Barriers to Trade in the Veterinary Medicinal Products Sector created by Article 2b of Directive 81/852/EEC of 28 September 1981 concerning the approximation of the laws of Member States relating to analytical, pharmaco-toxicological and clinical standards and protocols in respect of the testing of veterinary medicinal products[4], as last amended by Directive 87/20/EEC[5],

HAS APOPTED THIS DIRECTIVE:

CHAPTER I

GENERAL PROVISIONS

Article 1

This Directive lays down the principles and guidelines of good manufacturing practice for veterinary medicinal products whose manufacture requires the authorization referred to in Article 24 of Directive 81/851/EEC.

Article 2

For the purposes of this Directive, the definition of medicinal products set out in Article 1 (2) of Council Directive 65/65/EEC[6], and the definition of veterinary medicinal products set out in Article 1 (2) of Directive 81/851/EEC, shall apply.

In addition,

- "manufacturer" shall mean any holder of the authorization referred to in Article 24 of Directive 81/851/EEC,
- "qualified person" shall mean the person referred to in Article 29 of Directive 81/851/EEC,
- "pharmaceutical quality assurance" shall mean the sum total of the organized arrangements made with the object of ensuring that veterinary medicinal products are of the quality required for their intended use,
- "good manufacturing practice" shall mean the part of quality assurance which ensures that products are consistently produced and controlled to the quality standards appropriate to their intended use.

Article 3

By means of the repeated inspections referred to in Article 34 of Directive 81/851/EEC, the Member States shall ensure that manufacturers respect the principles and guidelines of good manufacturing practice laid down by this Directive. For the interpretation of these principles and guidelines of good manufacturing practice, the manufacturers and the agents of the competent authorities

---

[4] OJ No L 317, 6. 11. 1981, p. 16.

[5] OJ No L 15, 17. 1. 1987, p. 34.

[6] OJ No 22, 9. 2. 1965, p. 369/65.

refer to the detailed guidelines referred to in Article 27a of Directive 81/851/EEC. These detailed guidelines are published by the Commission in the "Guide to good manufacturing practice for medicinal products" and in its annexes (Office for Official Publications of the European Communities, The Rules Governing Medicinal Products in the European Community, Volume IV).

Article 4

The manufacturers shall ensure that the manufacturing operations are carried out in accordance with good manufacturing practice and with the manufacturing authorization.

For veterinary medicinal products imported from third countries, the importer shall ensure that the veterinary medicinal products have been manufactured by manufacturers duly authorized and conforming to good manufacturing practice standards, at least equivalent to those laid down by the Community.

Article 5

The manufacturer shall ensure that all manufacturing operations subject to an authorization for marketing are carried out in accordance with the information given in the application for marketing authorization as accepted by the competent authorities.

The manufacturers shall regularly review their manufacturing methods in the light of scientific and technical progress. When a modification to the marketing authorization dossier is necessary, the application for modification must be submitted to the competent authorities.

CHAPTER II

PRINCIPLES AND GUIDELINES OF GOOD MANUFACTURING PRACTICE

Article 6

Quality management

The manufacturer shall establish and implement an effective pharmaceutical quality assurance system, involving the active participation of the management and personnel of the different services involved.

Article 7

Personnel

(1) At each manufacturing site, the manufacturer shall have competent and appropriately qualified personnel at his disposal in sufficient number to achieve the pharmaceutical quality assurance objectives.

(2) The duties of managerial and supervisory staff, including the qualified person(s), responsible for implementing and operating good manufacturing practice shall be defined in job descriptions. Their hierarchical relationships shall be defined in an organizational chart. Organizational charts and job descriptions shall be approved in accordance with the manufacturer's internal procedures.

(3) Staff referred to in paragraph 2 shall be given sufficient authority to carry out their responsibilities correctly.

(4) Personnel shall receive initial and continuing training including the theory and application of the concept of quality assurance and good manufacturing practice.

(5) Hygiene programmes adapted to the activities to be carried out shall be established and observed. These programmes include procedures relating to health, hygiene and clothing of personnel.

Article 8

Premises and equipment

(1) Premises and manufacturing equipment shall be located, designed, constructed, adapted and maintained to suit the intended operations.

(2) Layout, design and operation must aim to minimize the risk of errors and permit effective cleaning and maintenance in order to avoid contamination, cross contamination and, in general, any adverse effect on the quality of the product.

(3) Premises and equipment intended to be used for manufacturing operations which are critical for the quality of the products shall be subjected to appropriate qualification.

Article 9

Documentation

(1) The manufacturer shall have a system of documentation based upon specifications, manufacturing formulae and processing and packaging instructions, procedures and records covering the different manufacturing operations that they perform. Documents shall be clear, free from errors and kept up-to-date. Pre-established procedures for general manufacturing operations and conditions shall be available, together with specific documents for the manufacture of each batch. This set of documents shall make it possible to trace the history of the manufacture of each batch. The batch documentation shall be retained for at least one year after the expiry date of the batches to which it relates, or at least five years after the certification referred to in Article 30 (2) of Directive 81/851/EEC, whichever is the longer.

(2) When electronic, photographic or other data processing systems are used instead of written documents, the manufacturer shall have validated the system by proving that the data will be appropriately stored during the anticipated period of storage. Data stored by these systems shall be made readily available in legible form. The electronically stored data shall be protected against loss or damage of data (e.g. by duplication or back-up and transfer onto another storage system).

Article 10

Production

The different production operations shall be carried out according to pre-established instructions and procedures and in accordance with good manufacturing practice. Adequate and sufficient resources shall be made available for the in-process controls.

Appropriate technical and/or organizational measures shall be taken to avoid cross contamination and mix-ups.

Any new manufacture or important modification of a manufacturing process shall be validated. Critical phases of manufacturing process shall be regularly revalidated.

Article 11

Quality control

(1) The manufacturer shall establish and maintain a quality control department. This department shall be placed under the authority of a person having the required qualifications and shall be independent of the other departments.

(2) The quality control department shall have at its disposal one or more quality control laboratories appropriately staffed and equipped to carry out the necessary examination and testing of starting materials, packaging materials and intermediate and finished products testing. Resorting to outside laboratories is authorized in accordance with Article 12 of this Directive and after the authorization referred to in Article 10 (2) of Directive 81/851/EEC has been granted.

(3) During the final control of finished products before their release for the sale or distribution, in addition to analytical results, the quality control department shall take into account essential information such as the production conditions, the results of in-process controls, the examination of the manufacturing documents and the conformity of the products to their specifications (including the final finished pack).

(4) Samples of each batch of finished products shall be retained for at least one year after the expiry date. Unless in the Member State of manufacture a longer period is required, samples of starting materials (other than solvents, gases and water) used shall be retained for at least two years after the release of the product. This period may be shortened if their stability, as mentioned in the relevant specification, is shorter. All these samples shall be maintained at the disposal of the competent authorities.

For certain veterinary medicinal products manufactured individually or in small quantities, or when their storage could raise special problems, other sampling and retaining conditions may be defined in agreement with the competent authority.

Article 12

Work contracted out

(1) Any manufacturing operation or operation linked with the manufacture which is carried out under contract, shall be the subject of a written contract between the contract giver and the contract acceptor.

(2) The contract shall clearly define the responsibilities of each party and in particular the observance of good manufacturing practice by the contract acceptor and the manner in which the qualified person responsible for releasing each batch shall undertake his full responsibilities.

(3) The contract acceptor shall not further sub-contract any of the work entrusted to him by the contract giver without the written authorization of the contract giver.

(4) The contract acceptor shall respect the principles and guidelines of good manufacturing practice and shall submit to inspections carried out by the competent authorities as provided for by Article 34 of Directive 81/851/EEC.

Article 13

Complaints and product recall

The manufacturer shall implement a system for recording and reviewing complaints together with an effective system for recalling promptly and at any time the veterinary medicinal products in the distribution network. Any complaint concerning a quality defect shall be recorded and investigated by the manufacturer. The competent authority shall be informed by the manufacturer of any quality defect that could result in a recall or abnormal restriction on the supply. In so far as possible, the countreis of destination shall also be indicated. Any recall shall be made in accordance with the requirements referred to in Article 42 of directive 81/851/EEC.

Article 14

Self-inspection

The manufacturer shall conduct repeated self-inspections as part of the quality assurance system in order to monitor the implementation and respect of good manufacturing practice and to propose any necessary corrective measures. Records of such self-inspections and any further corrective action shall be maintained.

CHAPTER III

FINAL PROVISIONS

Article 15

Member States shall bring into force the laws, regulations and administrative provisions necessary to comply with this Directive before 23 July 1993. They shall forthwith inform the Commission thereof.

When Member States adopt these provisions, these shall contain a reference to this Directive or shall be accompanied by such reference at the time of their official publication. The procedure for such reference shall be adopted by Member States.

Article 16

This Directive is addressed to the Member States.

Done at Brussels, 23 July 1991.

For the Commission

Martin Bangemann
Vice-President

EG-Leitfaden einer Guten Herstellungspraxis für Arzneimittel

Kommission der Europäischen Gemeinschaften
Generaldirektion für Binnenmarkt und Gewerbliche Wirtschaft
(III / 2244 / 87, Rev. 3 – Januar 1989)

Vorwort von den Dienststellen der Kommission

Am 4. Januar 1988 legte die Kommission dem Rat ein Paket von vier Vorschlägen vor, um den Anwendungsbereich der pharmazeutischen Richtlinien auf bisher noch nicht erfaßte Arzneimittel auszudehnen (KOM (87) 697; ABl. C 36 vom 8. 2. 1988, Seite 22).

In diesem Paket war der Vorschlag enthalten, für die Herstellung von Arzneimitteln in der Gemeinschaft die Erfüllung der Grundsätze der Guten Herstellungspraxis zwingend vorzuschreiben. Diese Grundsätze sollten von der Kommission in Form einer Richtlinie festgelegt werden, in enger Zusammenarbeit mit den Mitgliedstaaten gemäß dem Verfahren nach Artikel 2c der Richtlinie 75/318/EWG.

Am 18. November 1988 hat der Ministerrat einen gemeinsamen Standpunkt zum Vorschlag der Kommission verabschiedet. Der Rat hat zugestimmt, daß die Übereinstimmung mit den Grundsätzen der Guten Herstellungspraxis in der ganzen Gemeinschaft mit Wirkung vom 1. Januar 1992 obligatorisch sein sollte. Der Rat stimmte ferner zu, daß die Grundsätze und Leitlinien der Guten Herstellungspraxis für Arzneimittel gemäß dem oben genannten Verfahren in Form einer an die Mitgliedstaaten gerichteten Richtlinie festgelegt werden sollten. Mit den Grundsätzen in Einklang stehende ausführliche Leitlinien sollten von der Kommission veröffentlicht und wenn nötig überarbeitet werden, um dem technischen und wissenschaftlichen Fortschritt Rechnung zu tragen.

Die Dienststellen der Kommission werden in Kürze mit der Vorbereitung der verschiedenen Rechtsvorschriften und anderer Texte beginnen, die nach der förmlichen Annahme der Rahmenrichtlinie vorgelegt werden.

Eine Arbeitsgruppe von pharmazeutischen Inspektoren hat jedoch inzwischen einen EG-Leitfaden der Guten Herstellungspraxis von Arzneimitteln erarbeitet, der diesen Texten als Grundlage dienen wird. Dieser Leitfaden ist nun von den Vertretern der pharmazeutischen Überwachungsbehörden der 12 Mitgliedstaaten gebilligt worden.

Die Dienststellen der Kommission haben beschlossen, diesen Leitfaden in seiner jetzigen Form zu veröffentlichen, um die pharmazeutische Industrie und die nationalen Überwachungsbehörden darüber zu informieren, was von den für die Erstellung der Vorschriften zuständigen Behörden derzeit unter Übereinstimmung mit der Guten Herstellungspraxis verstanden wird.

Einleitung

Die pharmazeutische Industrie der Europäischen Gemeinschaft arbeitet in Entwicklung, Herstellung und Kontrolle der Arzneimittel auf einem hohen Stand der Qualitätssicherung. Ein Zulassungssystem garantiert die Beurteilung aller Arzneimittel durch eine zuständige Behörde. Diese stellt sicher, daß die Arzneimittel dem aktuellen Unbedenklichkeits-, Qualitäts- und Wirksamkeitsstandard entsprechen. Es ist ferner gewährleistet, daß sämtliche auf dem europäischen Markt zugelassenen Produkte nur von Herstellern hergestellt werden, die über die hierfür erforderliche Erlaubnis verfügen und deren Tätigkeiten regelmäßig durch die zuständigen Behörden überwacht werden. Jeder pharmazeutische Hersteller in der Europäischen Gemeinschaft benötigt eine Herstellungserlaubnis, gleichgültig ob die Produkte innerhalb oder außerhalb der Gemeinschaft in den Verkehr gebracht werden.

Im Jahre 1991 wurden von der Kommission zwei Richtlinien zur Festlegung der Grundsätze und Leitlinien der Guten Herstellungspraxis (GMP) für Arzneimittel verabschiedet, die erste für zur Anwendung beim Menschen bestimmte Arzneimittel (Richtlinie 91/356/EWG), die andere für Tierarzneimittel (Richtlinie 91/412/EWG). Im Leitfaden einer Guten Herstellungspraxis, der bei der Entscheidung über die Erteilung einer Herstellungserlaubnis und bei der Inspektion der Arzneimittelhersteller heranzuziehen ist, werden ausführliche Leitlinien auf der Grundlage dieser Grundsätze veröffentlicht.

Die Grundsätze der Guten Herstellungspraxis und die ausführlichen Leitlinien gelten für alle Tätigkeiten, die gemäß Artikel 16 der Richtlinie 75/319/EWG sowie gemäß Artikel 24 der Richtlinie 81/851/EWG in ihrer geänderten Form einer Erlaubnis bedürfen. Sie sind auch bei jeder anderen im großen Maßstab durchgeführten Arzneimittelherstellung zu berücksichtigen, so z. B. bei der Zubereitung von Arzneimitteln in Krankenhäusern, bei der Anfertigung klinischer Prüfmuster und, soweit anwendbar, beim Großhandel mit Arzneimitteln.

Alle Mitgliedstaaten und die Industrie selbst stimmen darin überein, daß für die Herstellung von Tierarzneimitteln die gleichen GMP-Anforderungen zu erfüllen sind wie für die Herstellung von für den Menschen bestimmten Arzneimitteln. Einige ausführliche Hinweise in Angleichung an die GMP-Leitlinien werden in zwei Anhängen dargestellt, die sich speziell mit Tierarzneimitteln bzw. mit immunologischen Tierarzneimitteln beschäftigen.

Der Leitfaden ist in Kapitel aufgeteilt, die jeweils mit Grundsätzen eingeleitet werden. In Kapitel 1 „Qualitätssicherungssystem“ wird das grundlegende Konzept der Qualitätssicherung dargelegt, wie es bei der Arzneimittelherstellung Anwendung finden soll. Jedes folgende Kapitel enthält zunächst grundsätzliche Ausführungen zu den jeweils behandelten Zielen der Qualitätssicherung. Im anschließenden Text wird ausführlich dargestellt, worauf von den Herstellern bei der Umsetzung der Grundsätze besonders zu achten ist.

Zusätzlich zu den in den neun Kapiteln dieses Leitfadens enthaltenen allgemeinen Gesichtspunkten einer Guten Herstellungspraxis wurde eine Reihe von Anhängen aufgenommen, die nähere Angaben zu speziellen Tätigkeitsbereichen enthalten. Für bestimmte Herstellungsverfahren sind mehrere Anhänge gleichzeitig anzuwenden (z. B. Anhang über sterile Arzneimittel und über Radiopharmazeutika und/oder der Anhang über biologische Arzneimittel).

Im Anschluß an die Anhänge ist ein Glossar mit einigen der im Leitfaden verwendeten Begriffe angefügt.

Die erste Ausgabe des Leitfadens wurde im Jahre 1989 veröffentlicht. Sie enthielt einen Anhang über die Herstellung steriler Arzneimittel. In dieser neuen Ausgabe sind weder die grundlegenden Anforderungen noch dieser erste Anhang verändert worden, und die Hersteller sollten die darin genannten Anforderungen spätestens zum 1. Januar 1992 erfüllen. Die vorliegende zweite Auflage enthält darüber hinaus neun weitere Anhänge zur Herstellung von Arzneimitteln, die zur Anwendung beim Menschen bestimmt sind. Diese sind im Jahre 1991 angenommen worden, nachdem sie zuvor einem großen Interessentenkreis zur Kenntnis gebracht worden waren. Dennoch wurde festgelegt, daß die Hersteller zur Einhaltung dieser Bestimmungen bis zum 1. Januar 1993 Zeit haben. Die Richtlinie 91/412/EWG zur Festlegung der Grundsätze und Leitlinien der Guten Herstellungspraxis für Tierarzneimittel tritt am 23. Juli 1993 in Kraft, und die Hersteller von Tierarzneimitteln sind aufgefordert, den Festlegungen des Leitfadens, darunter denjenigen der beiden neuen Anhänge über Tierarzneimittel, spätestens von diesem Tage an zu entsprechen.

Im Hinblick auf die Herstellung wirksamer Bestandteile wurde Übereinkunft dahingehend erzielt, daß die von der Pharmazeutischen Inspektions-Convention (PIC) am 6. Juni 1987 veröffentlichten „Richtlinien für die Herstellung pharmazeutischer Wirkstoffe“ eine geeignete Vorgabe für die Hersteller und eine Grundlage für die Inspektion durch die zuständigen Behörden darstellt (erhältlich beim EFTA-Sekretariat Genf).

Dieser Leitfaden läßt Aspekte der Sicherheit des in der Herstellung beschäftigten Personals unberührt. Dies kann insbesondere für die Herstellung solcher Arzneimittel wie hochwirksamer, biologischer und radioaktiver Arzneimittel von Belang sein, doch gelten hierfür andere Vorschriften der Gemeinschaft oder des nationalen Rechts.

Im Leitfaden wird generell davon ausgegangen, daß die im Rahmen der Zulassung spezifizierten Anforderungen hinsichtlich Unbedenklichkeit, Qualität und Wirksamkeit der Produkte vom Inhaber der Herstellungserlaubnis systematisch bei allen Maßnahmen der Herstellung, Prüfung und Freigabe für den Verkauf berücksichtigt werden.

Dieser Leitfaden wurde in der Absicht verfaßt, nationale Leitlinien oder andere relevante GMP-Regeln zu ersetzen.

Es wird anerkannt, daß auch andere als die hier beschriebenen Methoden akzeptiert werden können, mit denen sich die Ziele dieses Leitfadens erreichen lassen. Mit diesem Leitfaden wird nicht beabsichtigt, die Entwicklung neuer Konzepte oder neuer Technologien zu behindern, vorausgesetzt diese sind validiert und garantieren ein Niveau der Qualitätssicherung, das dem hier festgelegten mindestens gleichwertig ist.

Der Leitfaden wird regelmäßig überprüft und aktualisiert werden.

Kapitel 1

Qualitätssicherungssystem

Grundsätze

Der Inhaber einer Herstellungserlaubnis muß Arzneimittel so herstellen, daß ihre Eignung für den vorgesehenen Gebrauch gewährleistet ist, sie den im Rahmen der Zulassung spezifizierten Anforderungen entsprechen und die Patienten keiner Gefahr wegen Bedenklichkeit oder ungenügender Qualität oder Wirksamkeit aussetzen. Für die Erreichung dieses Zieles ist die Geschäftsleitung eines Unternehmens verantwortlich und die Beteiligung und Einsatzbereitschaft der Mitarbeiter in vielen verschiedenen Abteilungen und auf allen Ebenen eines Unternehmens sowie die der Zulieferer und Vertriebsunternehmen erforderlich. Um das Ziel zuverlässig zu erreichen, muß das Unternehmen über ein umfassend geplantes und korrekt durchgeführtes System der Qualitätssicherung verfügen, das die Gute Herstellungspraxis und damit die Qualitätskontrolle beinhaltet. Dieses System sollte vollständig dokumentiert sein und seine Funktionstüchtigkeit überwacht werden. Alle Bereiche des Qualitätssicherungssystems sollten angemessen mit kompetentem Personal sowie mit geeigneten und ausreichenden Räumlichkeiten und Ausrüstungen ausgestattet sein. Für den Erlaubnisinhaber und für die sachkundige(n) Person(en) bestehen zusätzliche gesetzliche Verpflichtungen.

1.1. Die Grundkonzepte der Qualitätssicherung, der Guten Herstellungspraxis und der Qualitätskontrolle sind miteinander verflochten. Sie werden im folgenden beschrieben, um ihre Verflechtung und grundlegende Bedeutung für die Produktion und Prüfung von Arzneimitteln zu unterstreichen.

Qualitätssicherung

1.2. Qualitätssicherung ist ein weitreichendes Konzept, das alle Punkte abdeckt, die im einzelnen oder insgesamt die Qualität eines Produktes beeinflussen. Sie stellt die Gesamtheit aller vorgesehenen Maßnahmen dar, die getroffen werden, um sicherzustellen, daß die Arzneimittel die für den beabsichtigten Gebrauch erforderliche Qualität aufweisen. Qualitätssicherung umfaßt daher die Gute Herstellungspraxis sowie weitere Faktoren, die über den Rahmen dieses Leitfadens hinausgehen.

Durch ein für die Herstellung von Arzneimitteln geeignetes System der Qualitätssicherung sollte sichergestellt werden, daß

I. Arzneimittel unter Berücksichtigung der Anforderungen der Guten Herstellungspraxis und der Guten Laborpraxis konzipiert und entwickelt werden;

II. Produktions- und Prüfverfahren klar spezifiziert sind und die Regeln der Guten Herstellungspraxis angewandt werden;

III. Verantwortungsbereiche auf der Leitungsebene eindeutig festgelegt sind;

IV. Vereinbarungen bzw. Festlegungen für die Herstellung, die Lieferung und den Einsatz der richtigen Ausgangsstoffe und des korrekten Verpackungsmaterials getroffen sind;

V. alle nötigen Prüfungen der Zwischenprodukte sowie alle weiteren Inprozeßkontrollen und Validierungen durchgeführt werden;

VI. das Fertigprodukt nach den festgelegten Verfahren ordnungsgemäß angefertigt und geprüft wird;

VII. Arzneimittel erst verkauft oder abgegeben werden, wenn eine sachkundige Person bescheinigt hat, daß jede Produktionscharge in Übereinstimmung mit den im Rahmen der Zulassung spezifizierten Anforderungen und allen anderen für die Produktion, Prüfung und Freigabe von Arzneimitteln relevanten Vorschriften produziert und geprüft wurde;

VIII. ausreichende Vorkehrungen bestehen, um so weit wie möglich sicherzustellen, daß die Arzneimittel so gelagert, vertrieben und anschließend gehandhabt werden, daß die Qualität während ihrer Haltbarkeitsdauer erhalten bleibt;

IX. ein Verfahren der Selbstinspektion und/oder Qualitätsüberprüfung zur regelmäßigen Bewertung der Wirksamkeit und Eignung des Qualitätssicherungssystems eingeführt ist.

Gute Herstellungspraxis für Arzneimittel (GMP)

1.3. Gute Herstellungspraxis ist der Teil der Qualitätssicherung, der gewährleistet, daß Produkte gleichbleibend nach den Qualitätsstandards produziert und geprüft werden, die der vorgesehenen Verwendung und den Zulassungsunterlagen entsprechen.

Gute Herstellungspraxis betrifft sowohl die Produktion als auch die Qualitätskontrolle. Die grundlegenden Anforderungen der Guten Herstellungspraxis sind folgende:

I. Alle Herstellungsvorgänge sind klar definiert, werden unter Einbeziehung der vorliegenden Erfahrungen systematisch überprüft und sind nachweislich geeignet, gleichbleibend Arzneimittel hervorzubringen, die die erforderliche Qualität aufweisen und ihren Spezifikationen entsprechen.

II. Kritische Herstellungsschritte und wesentliche Prozeßänderungen sind validiert.

III. Alle für die Gute Herstellungspraxis erforderlichen Voraussetzungen sind erfüllt, insbesondere:

a) angemessen qualifiziertes und geschultes Personal;

b) geeignete, ausreichend große Räumlichkeiten;

c) geeignete Ausrüstung und Versorgungseinrichtungen;

d) einwandfreie Materialien, Behältnisse und Etiketten;

e) genehmigte Verfahrensbeschreibungen und Anweisungen;

f) geeignete Lagerung und sachgemäßer Transport.

IV. Anweisungen und Verfahrensbeschreibungen sind als Vorschriften in klarer und eindeutiger Sprache schriftlich abgefaßt und gelten speziell für die vorhandenen Anlagen.

V. Das Personal ist in der ordnungsgemäßen Ausführung der Verfahren geschult.

VI. Während der Herstellung werden manuell und/oder mit Aufzeichnungsgeräten Protokolle erstellt, aus denen hervorgeht, daß alle nach den festgelegten Verfahren und Anweisungen erforderlichen Schritte tatsächlich durchgeführt wurden und die erhaltene Menge und Qualität des Produktes den Erwartungen entsprach. Alle wesentlichen Abweichungen werden vollständig aufgezeichnet und untersucht.

VII. Herstellungsprotokolle einschließlich Aufzeichnungen über den Vertrieb, anhand derer sich die vollständige Geschichte einer Charge zurückverfolgen läßt, werden in zugänglicher und verständlicher Form aufbewahrt.

VIII. Der Vertrieb der Produkte im Großhandel erfolgt so, daß jedes Qualitätsrisiko minimiert wird.

IX. Es besteht ein System, mit dem jede Produktcharge von der Auslieferung oder dem Verkauf zurückgerufen werden kann.

X. Beanstandungen von im Handel befindlichen Produkten werden überprüft, die Ursachen von Qualitätsmängeln untersucht, geeignete Maßnahmen bezüglich der fehlerhaften Produkte ergriffen und Vorkehrungen getroffen, um ein Wiederauftreten der Fehler zu verhindern.

Qualitätskontrolle

1.4. Qualitätskontrolle ist der Teil der Guten Herstellungspraxis, der sich mit Probenahme, Spezifikationen und Prüfung sowie Organisation, Dokumentation und Freigabeverfahren befaßt, wodurch gewährleistet wird, daß die jeweils notwendigen Prüfungen tatsächlich durchgeführt werden und sowohl Materialien für den Gebrauch als auch Produkte für Verkauf oder Auslieferung erst freigegeben werden, wenn ihre Qualität als zufriedenstellend beurteilt wurde.

Die grundlegenden Forderungen an die Qualitätskontrolle sind folgende:

I. Es stehen geeignete Einrichtungen, geschultes Personal und genehmigte Verfahrensbeschreibungen für die Probenahme, Kontrolle und Prüfung von Ausgangsstoffen, Verpackungsmaterial, Zwischenprodukten und Bulkware sowie Fertigprodukten und ggf. für die Überwachung der Umgebung, soweit eine Gute Herstellungspraxis dies erfordert, zur Verfügung.

II. Proben von Ausgangsstoffen, Verpackungsmaterial, Zwischenprodukten und Bulkware sowie Fertigprodukten werden durch von der Qualitätskontrolle bestimmtes Personal und nach Methoden gezogen, die von der Qualitätskontrolle genehmigt sind.

III. Die Prüfmethoden sind validiert.

IV. Protokolle, die zeigen, daß alle erforderlichen Probenahmen, Kontroll- und Prüfverfahren tatsächlich durchgeführt wurden, werden manuell und/oder mit Aufzeichnungsgeräten angefertigt. Jede Abweichung wird vollständig protokolliert und untersucht.

V. Das Fertigprodukt enthält die Wirkstoffe, die qualitativ und quantitativ der zugelassenen Zusammensetzung entsprechen. Es weist die erforderliche Reinheit auf, befindet sich im richtigen Behältnis und ist ordnungsgemäß gekennzeichnet.

VI. Es werden Protokolle über die Prüfung von Ausgangsstoffen, Zwischenprodukten und Bulkware sowie Fertigprodukten angefertigt; die Ergebnisse werden mit den Anforderungen der Spezifikation verglichen. Zur Produktbewertung gehören die Überprüfung und Beurteilung der jeweiligen Produktionsdokumentation und eine Bewertung eventueller Abweichungen von den festgelegten Verfahren.

VII. Keine Produktcharge wird für den Verkauf oder die Auslieferung freigegeben, bevor nicht eine sachkundige Person bescheinigt hat, daß die Charge mit den im Rahmen der Zulassung spezifizierten Anforderungen übereinstimmt.

VIII. Rückstellmuster von Ausgangsstoffen und Produkten werden in ausreichender Menge aufbewahrt, um das Produkt nötigenfalls später untersuchen zu können. Das Produkt wird in seiner endgültigen Verpackung aufbewahrt, es sei denn, es handelt sich um außergewöhnlich große Packungen.

Kapitel 2

Personal

Grundsätze

Der Aufbau und die Erhaltung eines zufriedenstellenden Qualitätssicherungssystems und die einwandfreie Herstellung von Arzneimitteln hängen wesentlich vom Personal ab. Daher muß qualifiziertes Personal in ausreichender Zahl vorhanden sein, um alle in der Verantwortung des Herstellers liegenden Aufgaben auszuführen. Die individuellen Verantwortungsbereiche sollten von jedem einzelnen klar verstanden und aufgezeichnet sein. Jeder Mitarbeiter sollte mit den ihn angehenden Grundsätzen der Guten Herstellungspraxis vertraut sein. Alle Mitarbeiter sollten zu Beginn ihrer Tätigkeit und fortlaufend geschult werden. Die Schulung sollte auch die jeweils notwendigen Hygieneunterweisungen umfassen.

Allgemeine Anforderungen

2.1. Der Hersteller sollte über Personal in ausreichender Zahl und mit der erforderlichen Qualifikation und praktischen Erfahrung verfügen. Die jedem einzelnen zugewiesenen Verantwortungsbereiche sollten nicht so umfangreich sein, daß sich daraus irgendwelche Qualitätsrisiken ergeben.

2.2. Der Hersteller muß ein Organisationsschema haben. Die Aufgaben von Mitarbeitern in verantwortlicher Stellung sollten in Arbeitsplatzbeschreibungen schriftlich niedergelegt sein. Diese Mitarbeiter sollten die entsprechenden Vollmachten haben, um ihrer Verantwortung gerecht werden zu können. Ihre Aufgaben können auf hierfür benannte, ausreichend qualifizierte Vertreter übertragen werden. Zwischen den Verantwortungsbereichen des mit der Anwendung der Guten Herstellungspraxis befaßten Personals dürfen keine Lücken oder unbegründete Überlappungen bestehen.

Personal in Schlüsselstellungen

2.3. Zum Personal in Schlüsselstellungen gehören der Produktionsleiter und der Leiter der Qualitätskontrolle sowie, wenn nicht mindestens einer der beiden Genannten für die in Art. 22 der Richtlinie 75/319/EWG beschriebenen Aufgaben verantwortlich ist, die hierfür zuständige(n) sachkundige(n) Person(en). Schlüsselstellungen sind in der Regel mit Vollzeitbeschäftigten zu besetzen. Der Produktionsleiter und der Leiter der Qualitätskontrolle müssen voneinander unabhängig sein. In großen Unternehmen kann es notwendig sein, einige der unter 2.5., 2.6. und 2.7. genannten Funktionen zu delegieren.

2.4. Die Aufgaben der sachkundigen Person(en) sind in Art. 22 der Richtlinie 75/319/EWG vollständig beschrieben und können folgendermaßen zusammengefaßt werden:

a) Eine sachkundige Person muß für die innerhalb der Europäischen Gemeinschaften hergestellten Arzneimittel garantieren, daß jede Charge in Übereinstimmung mit den Richtlinien und der Zulassung produziert und geprüft wurde*).

b) Eine sachkundige Person muß für außerhalb der Europäischen Gemeinschaften hergestellte Arzneimittel gewährleisten, daß jede importierte Charge im importierenden Land den in § 1 (b) des Art. 22 aufgeführten Prüfungen unterzogen wurde.

c) Eine sachkundige Person muß zu dem Zeitpunkt, zu dem Arbeitsgänge durchgeführt werden, und vor jeder Freigabe in einem Register oder einem gleichwertigen Dokument bescheinigen, daß jede Charge der Produktion den Bestimmungen des Art. 22 genügt.

Die für diese Aufgabe verantwortlichen Personen müssen den in Art. 23 der o.a. Richtlinie niedergelegten Qualifikationsanforderungen entsprechen. Sie sollen dem Hersteller zur Ausübung ihrer Funktionen ständig zur Verfügung stehen. Ihre Verantwortlichkeiten können delegiert werden, jedoch nur an andere sachkundige Personen.

2.5. Der Produktionsleiter hat im allgemeinen folgende Verantwortlichkeiten:

I. Sicherstellung, daß die Produkte vorschriftsmäßig produziert und gelagert werden, um die erforderliche Qualität zu erhalten;

II. Genehmigung der Anweisungen für die Produktionsvorgänge und Sicherstellung, daß diese genau eingehalten werden;

III. Sicherstellung, daß die Produktionsprotokolle von einer befugten Person überprüft und unterschrieben werden, bevor sie an die Abteilung für Qualitätskontrolle weitergegeben werden;

IV. Kontrolle der Wartung, der Räumlichkeiten und der Ausrüstung seiner Abteilung;

V. Sicherstellung, daß die notwendigen Validierungen durchgeführt werden;

VI. Sicherstellung, daß die erforderliche anfängliche und fortlaufende Schulung des Personals seiner Abteilung entsprechend den jeweiligen Erfordernissen durchgeführt wird.

2.6. Der Leiter der Qualitätskontrolle hat im allgemeinen folgende Verantwortlichkeiten:

I. Billigung oder, falls er es für erforderlich hält, Zurückweisung von Ausgangsstoffen, Verpackungsmaterial, Zwischenprodukten, Bulkware und Fertigprodukten;

II. Auswertung der Chargenprotokolle;

---

*) Gemäß der Richtlinie 75/319/EWG und der Entscheidung des Europäischen Gerichtshofs (Fall 247/81) brauchen Arzneimittel, die in der EG durch eine sachkundige Person ordnungsgemäß kontrolliert worden sind, in keinem anderen Mitgliedstaat der Gemeinschaften nochmals kontrolliert oder nachgeprüft zu werden.

III. Sicherstellung, daß alle erforderlichen Prüfungen durchgeführt werden;

IV. Genehmigung von Spezifikationen, von Anweisungen zur Probenahme, von Prüfmethoden und anderen Verfahren zur Qualitätskontrolle;

V. Zustimmung zur Beauftragung sowie Überwachung der Analysenlabors, die im Lohnauftrag arbeiten;

VI. Kontrolle der Wartung der Räumlichkeiten und der Ausrüstung seiner Abteilung;

VII. Sicherstellung, daß die notwendigen Validierungen durchgeführt werden;

VIII. Sicherstellung, daß die erforderliche anfängliche und fortlaufende Schulung des Personals seiner Abteilung entsprechend den jeweiligen Erfordernissen durchgeführt wird.

Weitere Aufgaben der Abteilung für Qualitätskontrolle sind in Kapitel 6 zusammengestellt.

2.7. Der Produktionsleiter und der Leiter der Qualitätskontrolle teilen im allgemeinen einige die Qualität betreffende Verantwortungsbereiche untereinander auf oder üben die Verantwortung gemeinsam aus. Je nach nationalen Regelungen können dies sein:

- Genehmigung schriftlicher Verfahrensbeschreibungen und anderer Dokumente, einschl. Ergänzungen;
- Überwachung und Kontrolle der Umgebungsbedingungen;
- Betriebshygiene;
- Validierung von Verfahren;
- Schulung;
- Genehmigung und Überwachung von Lieferanten;
- Zustimmung zur Beauftragung sowie Überwachung der Hersteller, die im Lohnauftrag arbeiten;
- Festlegung und Überwachung der Lagerungsbedingungen für Material und Produkte;
- Aufbewahrung von Protokollen;
- Überwachung der Einhaltung der Anforderungen der Guten Herstellungspraxis für Arzneimittel;
- Überprüfungen, Untersuchungen und Entnahme von Proben zur Überwachung von Faktoren, die die Produktqualität beeinflussen können.

Schulung

2.8. Der Hersteller sollte für die Schulung aller Personen sorgen, die Aufgaben in den Produktionsbereichen oder in Kontrollaboratorien zu erfüllen haben. (Dies gilt auch für technisches, Wartungs- und Reinigungspersonal). Auch anderes Personal, dessen Tätigkeit die Produktqualität beeinflussen könnte, sollte geschult werden.

2.9. Neben der theoretischen und praktischen Grundunterweisung in der Guten Herstellungspraxis sollten neu eingestellte Personen den ihnen jeweils zugewiesenen Aufgaben entsprechend geschult werden. Darüber hinaus sollte eine fortlaufende Unterweisung durchgeführt und deren Umsetzung in die Praxis periodisch bewertet werden. Es sollten Schulungsprogramme zur Verfügung stehen, die je nach Inhalt vom Produktionsleiter oder vom Leiter der Qualitätskontrolle genehmigt sind. Aufzeichnungen über die Unterweisungen sollten aufbewahrt werden.

2.10. Personal, das in Bereichen mit besonderen Kontaminationsrisiken arbeitet (z. B. in reinen Bereichen oder in Zonen, in denen mit hochaktiven, toxischen, infektiösen oder sensibilisierenden Stoffen umgegangen wird), sollte eine spezielle Unterweisung erhalten.

2.11. Besucher oder ungeschultes Personal sollten möglichst keine Produktions- und Qualitätskontrollbereiche betreten. Wenn dies jedoch unumgänglich ist, sollten sie vorher insbesondere über Personalhygiene und die vorgeschriebene Schutzkleidung informiert werden. Sie sollten streng beaufsichtigt werden.

2.12. Im Rahmen der Schulung sollten das Konzept der Qualitätssicherung und alle Maßnahmen, die dessen Verständnis und Anwendung verbessern können, ausführlich diskutiert werden.

Personalhygiene

2.13. Es sollten detaillierte Hygieneprogramme erstellt und den unterschiedlichen Erfordernissen im Betrieb angepaßt werden. Darin sollten Vorschriften zu Gesundheit, hygienischem Verhalten und Bekleidung des Personals enthalten sein. Diese Vorschriften sollten von jedem, der Aufgaben in den Produktions- und Qualitätskontrollbereichen wahrnimmt, verstanden und genau befolgt werden. Hygieneprogramme sollten von der Geschäftsleitung unterstützt und im Rahmen der Schulung eingehend diskutiert werden.

2.14. Es sollten Vorkehrungen getroffen werden, die, soweit es praktisch möglich ist, sicherstellen, daß in der Arzneimittelherstellung niemand beschäftigt wird, der an einer ansteckenden Krankheit leidet oder offene Verletzungen an unbedeckten Körperstellen aufweist.

2.15. Jeder Mitarbeiter sollte bei der Einstellung ärztlich untersucht werden. Der Hersteller muß das Personal anweisen, ihm Änderungen des Gesundheitszustandes, die von Bedeutung sein könnten, zu melden. Nach der Einstellungsuntersuchung sollten, wenn aus betrieblichen oder persönlichen Gründen nötig, Folgeuntersuchungen durchgeführt werden.

2.16. Jede Person, die die Herstellungsbereiche betritt, sollte eine den jeweils auszuführenden Arbeiten angepaßte Schutzkleidung tragen.

2.17. Essen, Trinken, Kauen oder Rauchen sowie die Aufbewahrung von Speisen, Getränken, Tabakerzeugnissen oder Medikamenten für den persönlichen Gebrauch sollten in den Produktions- und Lagerbereichen verboten sein. Allgemein sollte jedes unhygienische Verhalten innerhalb der Herstellungsbereiche oder in jedem anderen Bereich, in dem das Produkt beeinträchtigt werden könnte, verboten sein.

2.18. Der direkte Kontakt zwischen den Händen eines Beschäftigten und dem offenen Produkt sollte ebenso vermieden werden wie der direkte Kontakt mit irgendeinem Ausrüstungsteil, das mit den Produkten in Berührung kommt.

2.19. Das Personal sollte angehalten werden, die Handwaschgelegenheiten zu benutzen.

2.20. Alle speziellen Erfordernisse bei der Herstellung besonderer Präparategruppen, z. B. steriler Zubereitungen, werden in den ergänzenden Leitlinien abgehandelt.

Kapitel 3

Räumlichkeiten und Ausrüstung

Grundsätze

Räumlichkeiten und Ausrüstung müssen so angeordnet, ausgelegt, ausgeführt, nachgerüstet und instandgehalten sein, daß sie sich für die vorgesehenen Arbeitsgänge eignen. Sie müssen so ausgelegt und gestaltet sein, daß das Risiko von Fehlern minimal und eine gründliche Reinigung und Wartung möglich ist, um Kreuzkontamination, Staub- oder Schmutzansammlungen und ganz allgemein jeden die Qualität des Produkts beeinträchtigenden Effekt zu vermeiden.

Räumlichkeiten

Allgemeine Anforderungen

3.1. Die Räumlichkeiten sollten so gelegen sein, daß das umgebungsbedingte Kontaminationsrisiko für Material oder Produkte unter Berücksichtigung der Schutzmaßnahmen bei der Herstellung minimal ist.

3.2. Die Räumlichkeiten sollten sorgfältig instandgehalten werden; Reparatur- und Wartungsarbeiten sollten keine Gefahr für die Qualität der Produkte darstellen. Sie sollten nach detaillierten, schriftlich festgelegten Verfahren gereinigt und, falls notwendig, desinfiziert werden.

3.3. Beleuchtung, Temperatur, Feuchtigkeit und Belüftung sollten geeignet und so beschaffen sein, daß sie weder direkt noch indirekt die Arzneimittel während der Herstellung und Lagerung oder das einwandfreie Funktionieren der Ausrüstung nachteilig beeinflussen.

3.4. Die Räumlichkeiten sollten so ausgelegt und ausgestattet sein, daß der größtmögliche Schutz gegen das Eindringen von Insekten oder anderen Tieren gewährleistet ist.

3.5. Es sollten Vorkehrungen getroffen werden, um Unbefugten den Zutritt zu verwehren. Produktions-, Lagerungs- und Qualitätskontrollbereiche sollten von Personal, das dort nicht arbeitet, nicht als Durchgang benutzt werden.

Produktionsbereiche

3.6. Um das Risiko einer ernsten Gesundheitsschädigung durch Kreuzkontamination zu minimieren, müssen für die Produktion besonderer Arzneimittel, wie hochsensibilisierender Stoffe oder Zubereitungen (z. B. Penicilline) oder biologischer Präparate (z. B. aus lebenden Mikroorganismen), besondere, in sich geschlossene Räume zur Verfügung stehen. Die Produktion weiterer Produkte, wie bestimmter Antibiotika, Hormone,

Zytostatika, hochwirksamer Arzneimittel sowie von Erzeugnissen, die keine Arzneimittel sind, sollte ebenfalls in besonderen Räumen erfolgen. Für diese Produkte kann jedoch in Ausnahmefällen das Prinzip der Produktion in Kampagnen unter der Voraussetzung akzeptiert werden, daß spezielle Vorsichtsmaßnahmen getroffen werden und die notwendigen Validierungen durchgeführt sind. Die Herstellung technischer Gifte, wie Pestizide und Herbizide, sollte in Räumlichkeiten, die zur Herstellung von Arzneimitteln benutzt werden, nicht erlaubt sein.

3.7. Die Räumlichkeiten sollten möglichst so angeordnet sein, daß die Produktion in logisch aufeinanderfolgenden Schritten erfolgen kann, entsprechend der Reihenfolge der Arbeitsgänge und den Reinheitsklassen.

3.8. Ausreichend große Arbeits- und Lagerflächen im Produktionsbereich sollten die ordnungsgemäße und folgerichtige Aufstellung der Ausrüstung und Bereitstellung oder Aufbewahrung von Materialien ermöglichen, um das Risiko von Verwechslungen verschiedener Arzneimittel oder ihrer Bestandteile zu minimieren, Kreuzkontamination zu vermeiden und um die Gefahr, irgendeinen Produktions- oder Kontrollschritt auszulassen oder falsch anzuwenden, zu verringern.

3.9. Wo Ausgangsstoffe und primäres Verpackungsmaterial, Zwischenprodukte oder Bulkware der Umgebung ausgesetzt sind, sollten die Innenflächen (Wände, Fußböden, Decken) glatt und frei von Rissen und Fugen sein. Sie sollten keine Partikel abgeben und sich leicht und gründlich reinigen und, wenn nötig, desinfizieren lassen.

3.10. Rohrleitungen, Beleuchtungskörper, Belüftungseinrichtungen und andere Versorgungsanlagen sollten so ausgelegt und angebracht sein, daß keine schwer zu reinigenden Stellen entstehen. Für Wartungszwecke sollten sie möglichst von außen zugänglich sein.

3.11. Abflüsse sollten ausreichend groß und mit Rückstauklappe versehen sein. Offene Abflußrinnen sollten möglichst vermieden werden. Wenn sie jedoch erforderlich sind, sollten sie nicht zu tief sein, damit sie leicht gereinigt und desinfiziert werden können.

3.12. Produktionsbereiche sollten gut belüftet sein. Das Belüftungssystem sollte hinsichtlich Temperatur und, falls nötig, Luftfeuchtigkeit und Filtration den dort gehandhabten Produkten, den durchgeführten Arbeitsgängen sowie der äußeren Umgebung angemessen sein.

3.13. Ausgangsstoffe sollten normalerweise in einem separaten, für diesen Zweck geplanten Wägeraum gewogen werden.

3.14. An Stellen, an denen Staub entstehen kann (z. B. bei der Probenahme, beim Wägen, Mischen, Verarbeiten und Abpacken trockener Produkte), sollten besondere Maßnahmen ergriffen werden, um Kreuzkontaminationen zu vermeiden und die Reinigung zu erleichtern.

3.15. Die Räumlichkeiten, in denen Arzneimittel verpackt werden, sollten so ausgelegt und ausgestaltet sein, daß Verwechslungen und Kreuzkontamination vermieden werden.

3.16. Produktionsbereiche sollten gut beleuchtet sein, besonders dort, wo prozeßbegleitend visuelle Kontrollen durchgeführt werden.

3.17. Inprozeßkontrollen dürfen innerhalb des Produktionsbereichs durchgeführt werden, wenn sie kein Risiko für die Produktion darstellen.

Lagerbereiche

3.18. Die Lagerräume sollten ausreichend groß sein, so daß die verschiedenen Kategorien von Materialien und Produkten ordnungsgemäß gelagert werden können: Ausgangsstoffe und Verpackungsmaterial, Zwischenprodukte, Bulkware und Fertigprodukte, in Quarantäne befindliche, freigegebene, zurückgewiesene, zurückgegebene oder zurückgerufene Produkte.

3.19. Die Lagerräume sollten so ausgelegt oder nachgerüstet sein, daß gute Lagerungsbedingungen gewährleistet sind. Vor allem sollten sie sauber und trocken sein sowie in einem angemessenen Temperaturbereich gehalten werden. Wenn besondere Lagerungsbedingungen (z. B. hinsichtlich Temperatur, Feuchtigkeit) erforderlich sind, so sollten diese geschaffen, kontrolliert und überwacht werden.

3.20. In den Annahme- und Versandbereichen sollten die Materialien und Produkte vor dem Wetter geschützt sein. Annahmebereiche sollten so ausgelegt und ausgestattet sein, daß Behälter mit eingehenden Materialien erforderlichenfalls vor der Einlagerung gereinigt werden können.

3.21. Wenn Quarantäne durch Lagerung in abgetrennten Bereichen gewährleistet wird, sollten diese deutlich gekennzeichnet und der Zutritt nur Befugten gestattet sein. Jedes an die Stelle der räumlichen Quarantäne tretende System sollte die gleiche Sicherheit bieten.

3.22. Normalerweise sollte die Probenahme von Ausgangsstoffen in einem abgetrennten Bereich erfolgen. Wenn die Probenahme jedoch im Lagerbereich durchgeführt wird, sollten Vorkehrungen getroffen werden, um Verunreinigungen oder Kreuzkontamination zu verhüten.

3.23. Zurückgewiesene, zurückgerufene oder zurückgegebene Materialien oder Produkte sollten in abgesonderten Bereichen gelagert werden.

3.24. Hochaktive Materialien oder Produkte sollten unter sicheren und geschützten Bedingungen gelagert werden.

3.25. Auf die sichere und geschützte Lagerung von bedrucktem Verpackungsmaterial, das generell eine besondere Sorgfalt in der Handhabung erfordert, sollte besonders geachtet werden.

Qualitätskontrollbereiche

3.26. In der Regel sollten Kontrollaboratorien von den Produktionsbereichen abgetrennt sein. Dies gilt insbesondere für Laboratorien zur Kontrolle von biologischen und mikrobiologischen Produkten sowie von Radiopharmaka, die ebenfalls voneinander getrennt sein sollten.

3.27. Kontrollaboratorien sollten so ausgelegt sein, daß sie sich für die darin vorgesehenen Arbeitsgänge eignen. Sie müssen ausreichend groß sein, damit Verwechslungen und Kreuzkontamination vermieden werden. Für die Aufbewahrung von Proben und Protokollen sollte ausreichender und geeigneter Raum vorhanden sein.

3.28. Separate Räume sind unter Umständen nötig, um empfindliche Instrumente vor Erschütterung, elektrischer Störeinwirkung, Feuchtigkeit usw. zu schützen.

3.29. In Laboratorien, in denen mit besonderen Substanzen wie biologischen oder radioaktiven Proben umgegangen wird, sind spezielle Maßnahmen erforderlich.

Nebenbereiche

3.30. Aufenthaltsräume sollten von anderen Bereichen getrennt sein.

3.31. Umkleide- und Waschräume sowie Toiletten sollten leicht erreichbar und der Benutzerzahl angemessen sein. Toiletten sollten nicht in direkter Verbindung mit Produktions- oder Lagerräumen stehen.

3.32. Werkstätten sollten so weit wie möglich von Produktionsbereichen getrennt sein. Wenn Einzelteile und Werkzeuge im Produktionsbereich gelagert werden, sollten sie in dafür vorgesehenen Räumen oder Schränken aufbewahrt werden.

3.33. Räume, in denen Tiere gehalten werden, sollten von den anderen Bereichen isoliert sein und über einen eigenen Eingang (Tierzugang) sowie über eigene Belüftungsanlagen verfügen.

Ausrüstung

3.34. Die Herstellungsausrüstung sollte so ausgelegt, angeordnet und gewartet werden, daß sie für den vorgesehenen Zweck geeignet ist.

3.35. Reparatur- und Wartungsarbeiten dürfen die Qualität der Produkte nicht gefährden.

3.36. Die Herstellungsausrüstung sollte so konstruiert sein, daß sie sich leicht und gründlich reinigen läßt. Sie sollte nach detaillierten, schriftlichen Verfahren gereinigt und nur sauber und trocken aufbewahrt werden.

3.37. Die zum Waschen und Reinigen verwendete Ausrüstung sollte so gewählt und eingesetzt werden, daß sie selbst keine Quelle der Verunreinigung darstellt.

3.38. Die Ausrüstung sollte so installiert sein, daß keine Gefahr eines Fehlers oder einer Verunreinigung besteht.

3.39. Die für die Produktion verwendete Ausrüstung sollte für die Produkte kein Risiko darstellen. Kein mit dem Produkt in Berührung kommendes Ausrüstungsteil darf mit diesem so in Wechselwirkung treten, daß die Produktqualität beeinträchtigt wird und damit ein Risiko entsteht.

3.40. Für Produktions- und Kontrollzwecke sollten im geeigneten Wäge- und Meßbereich und mit der erforderlichen Genauigkeit arbeitende Waagen und Meßgeräte zur Verfügung stehen.

3.41. Die Meß-, Wäge-, Aufzeichnungs- und Kontrollausrüstung sollte kalibriert sein und in bestimmten Abständen mit geeigneten Methoden überprüft werden. Aufzeichnungen hierüber sollten aufbewahrt werden.

3.42. Fest installierte Rohrleitungen sollten deutlich mit der Angabe des Inhalts und ggf. der Fließrichtung gekennzeichnet sein.

3.43. Leitungen für destilliertes und demineralisiertes Wasser und ggf. andere Wasserleitungen sollten nach schriftlich festgelegten Verfahren desinfiziert werden, die genaue Angaben über die akzeptable mikrobiologische Verunreinigung und die bei Überschreitung der Grenzwerte zu treffenden Maßnahmen enthalten.

3.44. Schadhafte Ausrüstung sollte, wenn möglich, aus Produktions- und Qualitätskontrollbereichen entfernt oder zumindest deutlich als schadhaft gekennzeichnet werden.

Kapitel 4

Dokumentation

Grundsätze

Eine gute Dokumentation ist ein wesentlicher Teil der Qualitätssicherung. Klar und deutlich geschriebene Unterlagen verhindern Irrtümer aus mündlicher Kommunikation und erlauben die Rückverfolgung der Geschichte einer Charge. Spezifikationen, Herstellungsvorschriften und Anweisungen, Verfahrensbeschreibungen und Protokolle müssen fehlerfrei sein und schriftlich vorliegen. Die Lesbarkeit der Unterlagen ist sehr wichtig.

Allgemeine Anforderungen

4.1. *Spezifikationen* beschreiben im einzelnen die Anforderungen, denen jedes Produkt oder Material, das bei der Herstellung eingesetzt oder erzielt wird, entsprechen muß. Sie dienen als Grundlage der Qualitätsbewertung.

Herstellungsvorschriften, Verarbeitungs- und Verpackungsanweisungen bestimmen alle eingesetzten Ausgangsmaterialien und legen alle Verarbeitungs- und Verpackungsvorgänge fest.

Verfahrensbeschreibungen enthalten Bestimmungen für die Durchführung gewisser Arbeitsgänge wie Reinigung, Kleiderwechsel, Umgebungskontrolle, Probenahme, Prüfung, Einsatz von Geräten.

Protokolle dokumentieren den Werdegang jeder Charge, einschließlich ihres Vertriebs, sowie alle anderen Sachverhalte, die für die Qualität des Fertigprodukts von Belang sind.

4.2. Unterlagen sollten sorgfältig konzipiert, erstellt, überprüft und verteilt werden. Sie sollten den jeweiligen Vorgaben der Herstellungserlaubnis und der Zulassungsunterlagen entsprechen.

4.3. Unterlagen sollten von kompetenten und befugten Personen genehmigt, unterzeichnet und datiert werden.

4.4. Der Inhalt der Unterlagen sollte eindeutig sein; Titel, Art und Zweck sollten klar bezeichnet sein. Die Unterlagen sollten übersichtlich und leicht zu kontrollieren sein. Mehrfertigungen sollten gut lesbar sein. Die Erstellung von Mehrfertigungen der Originalunterlagen als Arbeitsunterlagen darf zu keinen Fehlern führen.

4.5. Unterlagen sollten regelmäßig überprüft und aktualisiert werden. Wenn ein Dokument überarbeitet wurde, muß die versehentliche Verwendung der überholten Fassung durch geeignete Maßnahmen verhindert werden.

4.6. Unterlagen sollten nicht handgeschrieben sein. Wenn jedoch Daten eingetragen werden müssen, kann dies handschriftlich erfolgen; die Eintragungen sollten eindeutig, gut lesbar und unauslöschbar sein. Für solche Eintragungen sollte genügend Platz zur Verfügung stehen.

4.7. Jede Korrektur einer Eintragung in einem Dokument sollte abgezeichnet und datiert sein. Trotz Korrektur sollte die ursprüngliche Information lesbar bleiben. Der Grund für die Korrektur sollte ggf. protokolliert werden.

4.8. Protokolle sollten zum Zeitpunkt des jeweiligen Vorgangs und so angefertigt oder vervollständigt werden, daß sich alle wichtigen, die Herstellung der Arzneimittel betreffenden Tätigkeiten rückverfolgen lassen. Die Protokolle sollten mindestens ein Jahr über das Verfalldatum des Fertigproduktes hinaus aufbewahrt werden.

4.9. Daten können über EDV-Systeme, photographisch oder auf andere zuverlässige Weise aufgezeichnet werden. Es sollten jedoch detaillierte Verfahrensbeschreibungen bezüglich des verwendeten Systems zur Verfügung stehen. Die Richtigkeit der Aufzeichnungen sollte überprüft werden. Bei einer Dokumentation mittels EDV sollten nur befugte Personen Daten eingeben oder ändern können. Änderungen und Löschungen sollten protokolliert werden. Der Zugang zum System sollte durch ein Kennwort oder auf andere Weise geschützt sein. Die Erfassung kritischer Daten sollte unabhängig kontrolliert werden. Elektronisch gespeicherte Chargenprotokolle sollten durch Übertragung auf Magnetband, Mikrofilm, Papier oder auf andere Weise gesichert werden. Es ist besonders wichtig, daß die Daten, solange sie gespeichert werden, schnell verfügbar sind.

Erforderliche Unterlagen

Spezifikationen

4.10. Für Ausgangsstoffe, Verpackungsmaterial und Fertigprodukte sollten von der hierfür verantwortlichen Person genehmigte und datierte Spezifikationen vorliegen. Ggf. sollten auch Spezifikationen für Zwischenprodukte oder Bulkware zur Verfügung stehen.

Spezifikationen für Ausgangsstoffe und Verpackungsmaterial

4.11. Die Spezifikationen für Ausgangsstoffe und primäres oder bedrucktes Verpackungsmaterial sollten beinhalten:

a) eine Beschreibung des Materials mit:
   - der festgesetzten Bezeichnung und ggf. der internen Kennzahl oder Codierung;
   - falls vorhanden, der Bezugnahme auf eine Arzneibuchmonographie;
   - der Angabe der zugelassenen Lieferanten und, wenn möglich, der Originalhersteller des Produkts;
   - ggf. einem Muster des bedruckten Verpackungsmaterials;

b) Vorschriften für die Probenahme und Prüfung oder eine Verweisung auf entsprechende Verfahrensbeschreibungen;

c) qualitative und quantitative Anforderungen mit den zulässigen Grenzen;

d) Lagerungsbedingungen und etwaige Vorsichtsmaßnahmen;

e) erforderlichenfalls die maximale Lagerungsdauer bis zu einer Nachkontrolle.

Spezifikationen für Zwischenprodukte und Bulkware

4.12. Spezifikationen für Zwischenprodukte und Bulkware sollten dann zur Verfügung stehen, wenn diese als solche bezogen oder vertrieben oder Daten von Zwischenprodukten für die Bewertung des Fertigprodukts herangezogen werden. Die Spezifikationen sollten denen für Ausgangsstoffe bzw. denen für Fertigprodukte entsprechen.

Spezifikationen für Fertigprodukte

4.13. Die Spezifikationen für Fertigprodukte sollten beinhalten:

a) den festgesetzten Produktnamen und ggf. die interne Kennzahl oder Codierung;

b) die Zusammensetzung oder eine Bezugnahme darauf;

c) eine Beschreibung der Darreichungsform und der Einzelheiten der Verpackung;

d) Vorschriften für die Probenahme und Prüfung oder eine Verweisung auf entsprechende Verfahrensbeschreibungen;

e) die qualitativen und quantitativen Anforderungen mit den zulässigen Grenzen;

f) die Lagerungsbedingungen und etwaige Vorsichtsmaßnahmen;

g) die Haltbarkeitsdauer.

Herstellungsvorschriften und Verarbeitungsanweisungen

Für alle herzustellenden Produkte und jede Chargengröße sollten vorschriftsmäßig genehmigte Herstellungsvorschriften und Verarbeitungsanweisungen vorliegen. Häufig sind sie in einem Dokument zusammengefaßt.

4.14. Die Herstellungsvorschriften sollten beinhalten:

a) den Produktnamen und eine Kennzahl oder Codierung, die auf die Spezifikation des Produkts hinweist;

b) die Beschreibung der Darreichungsform, der Stärke des Arzneimittels und der Chargengröße;

c) eine Aufstellung aller einzusetzenden Ausgangsstoffe mit den jeweiligen Mengen, bezeichnet mit den festgesetzten Namen und ggf. den zugehörigen Kennzahlen; auch jede Substanz, die im Endprodukt nicht mehr enthalten ist, sollte aufgeführt werden;

d) Angaben zur erwarteten Endausbeute mit den zulässigen Grenzen und ggf. zur Ausbeute auf relevanten Zwischenstufen.

4.15. Die Verarbeitungsanweisungen sollten beinhalten:

a) Angaben zur Betriebsstätte und der wichtigsten verwendeten Ausrüstung;

b) die Methoden oder eine Verweisung auf die Methoden, nach denen die kritischen Teile der Ausrüstung vorzubereiten sind (z. B. Reinigung, Montage, Kalibrierung, Sterilisation);

c) detaillierte schrittweise Verarbeitungsanweisungen (z. B. Materialkontrollen, Vorbehandlungen, Reihenfolge der Materialzugabe, Mischzeiten, Temperaturen);

d) Anweisungen für Inprozeßkontrollen mit Grenzwerten;

e) erforderlichenfalls die Anforderungen an die Lagerung der Bulkware, einschließlich der Behältnisse, der Kennzeichnung und ggf. spezieller Lagerungsbedingungen;

f) alle besonderen Vorsichtsmaßnahmen, die zu beachten sind.

Verpackungsanweisungen

4.16. Für jedes Produkt, jede Packungsgröße und jeden Packungstyp sollten ordnungsgemäß genehmigte Verpackungsanweisungen vorliegen. Diese sollten in der Regel folgende Angaben oder Verweisungen hierauf beinhalten:

a) Name des Produkts;

b) Beschreibung der Darreichungsform und ggf. der Stärke;

c) die Packungsgröße, ausgedrückt in Zahl, Gewicht oder Volumen des Produkts im Endbehältnis;

d) eine vollständige Aufstellung aller für eine Standardchargengröße erforderlichen Verpackungsmaterialien nach Art, Größe und Menge, mit Angabe der Codierung oder Kennzahl, die sich auf die Spezifikation des jeweiligen Verpackungsmaterials bezieht;

e) ggf. ein Muster oder eine Kopie des betreffenden bedruckten Verpackungsmaterials sowie Muster, die erkennen lassen, wo Chargenbezeichnung und Haltbarkeitsdauer des Produkts angegeben werden sollen;

f) besondere Vorsichtsmaßnahmen, die zu beachten sind, einschließlich einer sorgfältigen Überprüfung des Verpackungsbereichs und der Ausrüstung, um die vollständige Räumung der Anlage vor Beginn der Verpackungsvorgänge sicherzustellen;

g) eine Beschreibung der Verpackungsvorgänge mit allen wichtigen Nebenarbeiten und der einzusetzenden Ausrüstung;

h) Einzelheiten zu Inprozeßkontrollen mit Anweisungen für die Probenahme und den zulässigen Grenzen.

Protokolle der Chargenfertigung

4.17. Für jede hergestellte Charge sollte ein Verarbeitungsprotokoll angefertigt werden, das auf den entsprechenden Teilen der gültigen Herstellungsvorschrift und der genehmigten Verarbeitungsanweisungen beruht. Die Vorbereitung solcher Protokolle sollte so erfolgen, daß Übertragungsfehler vermieden werden. Das Protokoll sollte die Nummer der hergestellten Charge tragen.

Vor Verarbeitungsbeginn sollten Kontrollen durchgeführt und protokolliert werden, daß aus Arbeitsbereich und Ausrüstung alle vorherigen, für den anlaufenden Vorgang nicht erforderlichen Produkte, Unterlagen oder Materialien entfernt worden sind und die Ausrüstung sauber und betriebsbereit ist.

Während der Verarbeitung sollten jeweils zum Zeitpunkt der entsprechenden Arbeitsgänge die folgenden Informationen aufgezeichnet werden:

a) Name des Produkts;
b) Daten und Zeiten des Verarbeitungsbeginns, von wichtigen Zwischenstufen und des Verarbeitungsendes;
c) Name der für die jeweilige Verarbeitungsstufe verantwortlichen Person;
d) Namenszeichen des Bearbeiters der verschiedenen, signifikanten Verarbeitungsschritte und ggf. Namenszeichen der Person, die diese Arbeitsgänge kontrolliert hat (z. B. das Wägen);
e) die Chargennummer und/oder die Analysenkontrollnummer sowie die tatsächlich eingewogene Menge jedes Ausgangsstoffs (einschließlich der Chargenbezeichnung und der Menge jedes zugesetzten wiederverwerteten oder umgearbeiteten Materials);
f) jeder relevante Verarbeitungsvorgang und jedes besondere Vorkommnis sowie die wichtigste eingesetzte Ausrüstung;
g) Aufzeichnungen über die Inprozeßkontrollen und die Namenszeichen der Person(en), die sie ausgeführt hat/haben, sowie die erhaltenen Ergebnisse;
h) die Menge des in den verschiedenen relevanten Herstellungsstufen erzielten Produkts (Ausbeute);
i) Angaben zu speziellen Problemen, ggf. Einzelheiten zu jeder Abweichung von der Herstellungsvorschrift und den Verarbeitungsanweisungen mit Unterschrift der Person, die die Abweichung gebilligt hat.

Das Protokoll sollte nach Fertigstellung zur Bestätigung von der für die Verarbeitung verantwortlichen Person datiert und unterzeichnet werden.

Protokolle der Chargenverpackung

4.18. Für jede Charge oder Teilcharge sollte ein Verpackungsprotokoll erstellt werden. Es sollte auf den entsprechenden Teilen der Verpackungsanweisungen beruhen. Die Vorbereitung dieser Protokolle sollte so erfolgen, daß Übertragungsfehler vermieden werden. Im Protokoll sollten die Chargenbezeichnung und die Menge der zu verpackenden Bulkware sowie die Chargenbezeichnung des Fertigprodukts und die zu erwartende Ausbeute angegeben sein.

Vor Beginn eines Verpackungsvorgangs, sollten Kontrollen durchgeführt und protokolliert werden, daß aus Arbeitsbereich und Ausrüstung alle vorherigen, für die geplanten Arbeitsgänge nicht erforderlichen Produkte, Unterlagen oder Materialien entfernt wurden und die Ausrüstung sauber und betriebsbereit ist.

Folgende Informationen sollten jeweils zum Zeitpunkt der entsprechenden Arbeitsgänge aufgezeichnet werden:

a) Name des Produkts;
b) Datum (Daten) und Zeiten der Verpackungsvorgänge;
c) Name der für den Verpackungsvorgang verantwortlichen Person;
d) Namenszeichen der Bearbeiter der verschiedenen wichtigen Stufen;
e) Aufzeichnungen über Identitätskontrollen und Überprüfungen auf Übereinstimmung mit den Verpackungsanweisungen, einschließlich der Ergebnisse von Inprozeßkontrollen;

f) Einzelheiten zu den durchgeführten Verpackungsvorgängen, einschließlich Hinweisen auf die verwendete Ausrüstung und die eingesetzten Verpackungslinien;
g) wenn möglich, Proben des verwendeten bedruckten Verpackungsmaterials, einschließlich Muster mit der Chargenkennzeichnung, dem Aufdruck des Verfalldatums und anderen zusätzlichen Aufdrucken;
h) Angaben zu speziellen Problemen, einschließlich Einzelheiten zu jeder Abweichung von den Verpackungsanweisungen mit der Unterschrift der zuständigen Person, die die Abweichung gebilligt hat;
i) die Mengen und die Kennzahlen oder andere Angaben zur Identifizierung aller Verpackungsmaterialien sowie der angelieferten, verwendeten, vernichteten oder ins Lager zurückgegebenen Bulkware und die Menge des erzielten Produkts, um eine entsprechende Bilanzierung zu ermöglichen.

Das Protokoll sollte nach Fertigstellung zur Bestätigung von der (den) für die Verpackungsvorgänge verantwortlichen Person(en) datiert und unterzeichnet werden.

Verfahrensbeschreibungen und Protokolle

Wareneingang

4.19. Es sollten schriftliche Verfahrensbeschreibungen und Protokolle für die Annahme jeder Lieferung eines jeden Ausgangsstoffes und jedes primären und bedruckten Verpackungsmaterials vorhanden sein.

4.20. Die Protokolle des Wareneingangs sollten beinhalten:
a) den Namen des Materials auf dem Lieferschein und den Behältnissen;
b) den firmenintern gebräuchlichen Namen und/oder Code des Materials (wenn dieser sich von a) unterscheidet);
c) das Datum des Wareneingangs;
d) den Namen des Lieferanten und wenn möglich des Herstellers;
e) die Chargenbezeichnung oder Referenznummer des Herstellers;
f) die Gesamtmenge und die Anzahl der erhaltenen Behältnisse;
g) die der Charge nach dem Eingang zugewiesene Chargenbezeichnung;
h) ggf. besondere Bemerkungen (z. B. zum Zustand der Behältnisse).

4.21. Es sollten schriftliche Verfahrensbeschreibungen für die interne Kennzeichnung, die Quarantäne und die Lagerung der Ausgangsstoffe, des Verpackungsmaterials und ggf. anderer Materialien vorliegen.

Probenahme

4.22. Es sollten schriftliche Verfahrensbeschreibungen für die Probenahme vorliegen, die Angaben enthalten über die zur Probenahme befugte(n) Person(en), die Methoden der Probenahme und die einzusetzende Ausrüstung, die Probemengen und alle Vorsichtsmaßnahmen, die zu beachten sind, um eine Verunreinigung des Materials oder sonstige Qualitätsminderung zu vermeiden (siehe Kapitel 6.13.).

Prüfung

4.23. Es sollten schriftliche Verfahrensbeschreibungen für die Prüfung von Materialien und Produkten auf den verschiedenen Herstellungsstufen vorliegen, in denen die Prüfmethoden und die einzusetzende Ausrüstung angegeben sind. Die ausgeführten Prüfungen sollten protokolliert werden (siehe Kapitel 6.17.).

Sonstige

4.24. Es sollten schriftliche Verfahrensbeschreibungen für die Freigabe und Zurückweisung von Materialien und Produkten zur Verfügung stehen. Dies gilt besonders für die Freigabe des Fertigprodukts durch die sachkundige(n) Person(en), in Übereinstimmung mit den Anforderungen in Art. 22 der Richtlinie 75/319/EWG.

4.25. Es sollten Protokolle über den Vertrieb einer jeden Produktcharge angefertigt und aufbewahrt werden, um erforderlichenfalls den Rückruf der Charge zu erleichtern (siehe Kapitel 8).

4.26. Es sollten schriftliche Verfahrensbeschreibungen und die zugehörigen Protokolle über durchgeführte Maßnahmen oder ggf. über getroffene Schlußfolgerungen vorliegen für:
- Validierung;
- Montage und Kalibrierung der Ausrüstung;
- Wartung, Reinigung und Desinfektion;
- personalbezogene Belange, einschließlich Schulung, Kleiderwechsel und Hygiene;
- Umgebungskontrollen;
- Bekämpfung von Ungeziefer;
- Beanstandungen;
- Rückrufe;
- Rückgaben.

4.27. Für die wichtigsten Teile der Herstellungs- und Prüfausrüstung sollten klare Gebrauchsanweisungen zur Verfügung stehen.

4.28. Für sehr wichtige oder kritische Ausrüstungsteile sollte ein Logbuch geführt werden, in dem alle Validierungen, Kalibrierungen, Wartungs-, Reinigungs- und Reparaturarbeiten vermerkt werden, mit Datum und Angabe der Personen, die diese Tätigkeiten ausgeführt haben.

4.29. Es sollten auf geeignete Weise zeitlich geordnete Aufzeichnungen über die Benutzung der wichtigsten oder kritischen Ausrüstungsteile und die Belegung der verschiedenen Produktionsbereiche geführt werden.

Kapitel 5

Produktion

Grundsätze

Die Produktionsvorgänge müssen nach klar definierten Verfahren erfolgen; sie müssen den Grundsätzen der Guten Herstellungspraxis entsprechen, um zu Produkten zu führen, die die erforderliche Qualität aufweisen und mit der Herstellungserlaubnis und den jeweiligen Zulassungsunterlagen übereinstimmen.

Allgemeine Anforderungen

5.1. Die Produktion sollte von sachkundigem Personal ausgeführt und überwacht werden.

5.2. Jeder Umgang mit Materialien und Produkten, z. B. Wareneingang und Quarantäne, Probenahme, Lagerung, Kennzeichnung, Bereitstellung, Verarbeitung, Verpacken und Vertrieb, sollte in Übereinstimmung mit schriftlich festgelegten Verfahren oder Anweisungen durchgeführt und – wenn nötig – protokolliert werden.

5.3. Alle eingehenden Materialien sollten kontrolliert werden, um sicherzustellen, daß die Lieferung der Bestellung entspricht. Behältnisse sollten erforderlichenfalls gereinigt und mit den vorgeschriebenen Angaben gekennzeichnet werden.

5.4. Schäden an Behältnissen und alle anderen Probleme, die die Materialqualität beeinträchtigen könnten, sollten untersucht, protokolliert und der Qualitätskontrollabteilung gemeldet werden.

5.5. Eingehende Materialien und Fertigprodukte sollten sofort nach Eingang oder Verarbeitung bis zu ihrer Freigabe für Verwendung oder Vertrieb durch getrennte Lagerung oder durch geeignete administrative Maßnahmen in Quarantäne gehalten werden.

5.6. Zwischenprodukte und Bulkware, die als solche gekauft werden, sollten bei der Annahme wie Ausgangsstoffe behandelt werden.

5.7. Alle Materialien und Produkte sollten unter geeigneten, vom Hersteller festgelegten Bedingungen sowie übersichtlich gelagert werden, um eine Trennung nach Chargen und die Umwälzung des Lagerbestandes zu ermöglichen.

5.8. Kontrollen der Ausbeuten und eine Bilanzierung der Mengen sollten nötigenfalls durchgeführt werden, um sicherzustellen, daß keine über die zulässigen Grenzen hinausgehenden Diskrepanzen auftreten.

5.9. Die Bearbeitung unterschiedlicher Produkte sollte nicht gleichzeitig oder nacheinander in demselben Raum durchgeführt werden, es sei denn, es besteht keine Gefahr der Verwechslung oder Kreuzkontamination.

5.10. Auf jeder Verarbeitungsstufe sollten Produkte und Materialien vor mikrobieller und anderer Verunreinigung geschützt werden.

5.11. Bei Arbeiten mit trockenen Materialien und Produkten sollten spezielle Vorkehrungen getroffen werden, um die Staubbildung und -ausbreitung zu verhüten. Dies gilt besonders für den Umgang mit hochaktiven oder sensibilisierenden Materialien.

5.12. Während der gesamten Verarbeitungszeit sollten alle Materialien, Behältnisse mit Bulkware, wichtigen Ausrüstungsteile und ggf. Räume mit Etiketten gekennzeichnet oder auf andere Weise mit einem Hinweis auf das verarbeitete Produkt oder Material, seine Chargenbezeichnung und ggf. auf seine Stärke versehen werden. Ggf. sollte in diesem Hinweis auch die Herstellungsstufe vermerkt sein.

5.13. Etiketten oder Hinweise an Behältnissen, Ausrüstung oder Räumen sollten klar und eindeutig sein und der firmenintern festgelegten Aufmachung entsprechen. Es ist oft hilfreich, den Status (z. B. in Quarantäne, angenommen, zurückgewiesen, sauber usw.) außer in Worten auch mit verschiedenen Farben anzuzeigen.

5.14. Durch Kontrollen sollte sichergestellt werden, daß Rohrleitungen und andere Ausrüstungsteile, die für den Transport eines Produkts von einem Bereich in einen anderen verwendet werden, vorschriftsmäßig miteinander verbunden sind.

5.15. Jede Abweichung von Anweisungen und Verfahrensbeschreibungen sollte weitestgehend vermieden werden. Wenn Abweichungen vorkommen, sollten sie schriftlich von einer kompetenten Person, ggf. in Zusammenarbeit mit der Qualitätskontrollabteilung, gebilligt werden.

5.16. Der Zutritt zu den Produktionsbereichen sollte nur Befugten gestattet sein.

5.17. In der Regel sollten Erzeugnisse, die keine Arzneimittel sind, nicht in Bereichen und mit Ausrüstungsteilen produziert werden, die für die Produktion von Arzneimitteln bestimmt sind.

Verhütung von Kreuzkontamination bei der Produktion

5.18. Die Verunreinigung eines Ausgangsstoffes oder eines Produkts durch ein anderes Material oder Produkt muß vermieden werden. Die Gefahr einer Kreuzkontamination resultiert aus der unkontrollierten Freisetzung von Staub, Gasen, Dämpfen, Aerosolen oder Organismen von in der Verarbeitung befindlichen Materialien und Produkten, aus Rückständen in der Ausrüstung oder aus der Arbeitskleidung. Das Risiko ist je nach Typ des verunreinigenden Stoffes und des betroffenen Produkts unterschiedlich groß. Hochsensibilisierende Stoffe, biologische Präparate wie lebende Organismen, einige Hormone, Zytostatika und andere hochwirksame Stoffe zählen zu den gefährlichsten Verunreinigungen. Bei Produkten, die infundiert oder injiziert, in großen Dosen und/oder über einen langen Zeitraum verabreicht werden, ist eine Kontamination am schwerwiegendsten.

5.19. Kreuzkontamination sollte durch geeignete technische oder organisatorische Maßnahmen vermieden werden, z. B. durch:

a) Produktion in räumlich abgetrennten Bereichen (erforderlich für Produkte wie Penicilline, Lebendimpfstoffe, Präparate, die lebende Bakterien enthalten, und einige andere biologische Präparate) oder in Kampagnen (zeitlich getrennt) mit anschließender gründlicher Reinigung;
b) geeignete Schleusen und Abzüge;
c) Minimierung des Risikos einer Kontamination durch Rezirkulation oder Wiedereintritt von unbehandelter oder ungenügend behandelter Luft;
d) Belassen der Schutzkleidung in Bereichen, in denen Produkte verarbeitet werden, von denen ein besonders großes Risiko einer Kreuzkontamination ausgeht;
e) Verwendung von Reinigungs- und Dekontaminationsverfahren mit bekannter Wirksamkeit, da die ungenügende Reinigung der Ausrüstung eine häufige Ursache der Kreuzkontamination ist;
f) Einsatz „geschlossener Systeme" bei der Produktion;
g) Prüfung auf Rückstände und Verwendung von Etiketten, die den Reinigungsstatus der Ausrüstung angeben.

5.20. Die Maßnahmen zur Verhütung der Kreuzkontamination und ihre Wirksamkeit sollten in regelmäßigen Abständen nach festgelegten Verfahren überprüft werden.

Validierung

5.21. Durch Validierungsstudien sollte die Gute Herstellungspraxis noch gestärkt werden. Validierungen sollten nach festgelegten Verfahren durchgeführt und die Ergebnisse und Schlußfolgerungen protokolliert werden.

5.22. Wenn eine neue Herstellungsvorschrift oder Verarbeitungsmethode eingeführt wird, sollte deren Eignung für den Routinebetrieb nachgewiesen werden. Es sollte gezeigt werden, daß der definierte Prozeß bei Einsatz der festgelegten Materialien und Ausrüstung zu einem Produkt führen wird, das gleichbleibend die erforderliche Qualität aufweist.

5.23. Wesentliche Änderungen des Herstellungsprozesses, einschließlich aller Ausrüstungs- oder Materialänderungen, die die Produktqualität und/oder die Reproduzierbarkeit des Prozesses beeinflussen können, sollten validiert werden.

5.24. Arbeitsgänge und Verfahren sollten in regelmäßigen Abständen einer kritischen Revalidierung unterzogen werden, um sicherzustellen, daß sie weiterhin zu den gewünschten Ergebnissen führen.

Ausgangsstoffe

5.25. Der Einkauf der Ausgangsstoffe ist ein wichtiger Vorgang, an dem qualifiziertes Personal beteiligt sein sollte, das die Zulieferer genau kennt.

5.26. Ausgangsstoffe sollten nur von zugelassenen Lieferanten bezogen werden, die in der entsprechenden Spezifikation genannt werden. Wenn möglich, sollte direkt beim Produzenten eingekauft werden. Es wird empfohlen, daß der pharmazeutische Hersteller die von ihm festgelegten

Spezifikationen für Ausgangsstoffe mit den Lieferanten diskutiert. Es ist von Vorteil, alle Gesichtspunkte der Produktion und Kontrolle des jeweiligen Ausgangsstoffs, einschließlich der Vorschriften betreffend die Handhabung, Kennzeichnung und Verpackung sowie Beanstandungen und Zurückweisungsverfahren zwischen Verarbeiter und Lieferant zu erörtern.

5.27. Jede Lieferung sollte kontrolliert werden, ob Verpackung und Verschluß der Behältnisse unversehrt sind und die Angaben auf dem Lieferschein und den Etiketten des Lieferanten übereinstimmen.

5.28. Wenn eine Materiallieferung aus verschiedenen Chargen besteht, muß jede Charge hinsichtlich Probenahme, Prüfung und Freigabe einzeln betrachtet werden.

5.29. Im Lagerbereich befindliche Ausgangsstoffe sollten in geeigneter Weise gekennzeichnet sein (siehe Kapitel 5.13.). Die Kennzeichnung sollte mindestens folgende Informationen enthalten:

- den festgesetzten Namen des Produkts und ggf. eine interne Kennzahl oder Codierung;
- die beim Wareneingang zugewiesene Chargenbezeichnung;
- ggf. den Status des Inhalts (z. B. in Quarantäne, in der Prüfung, freigegeben, zurückgewiesen);
- ggf. ein Verfalldatum oder ein Datum, nach dem eine Nachprüfung erforderlich ist.

Bei vollständig computergesteuerten Lagersystemen müssen die obigen Informationen nicht unbedingt in lesbarer Form auf dem Etikett enthalten sein.

5.30. Mit geeigneten Verfahren und Maßnahmen sollte die Identität des Inhalts eines jeden Behältnisses mit Ausgangsstoffen sichergestellt werden. Behältnisse, aus denen Proben entnommen worden sind, sollten eindeutig gekennzeichnet werden (siehe Kapitel 6.13.).

5.31. Es sollten nur Ausgangsstoffe verwendet werden, die von der Qualitätskontrolle freigegeben wurden und deren Haltbarkeitsdauer nicht überschritten ist.

5.32. Ausgangsstoffe sollten nur von den hierzu beauftragten Personen gemäß schriftlich festgelegten Verfahren bereitgestellt werden, um sicher zu stellen, daß die richtigen Stoffe in saubere und ordnungsgemäß gekennzeichnete Behältnisse genau eingewogen oder eingemessen werden.

5.33. Jedes bereitgestellte Material und sein Gewicht oder Volumen sollte unabhängig kontrolliert werden. Die Kontrolle sollte protokolliert werden.

5.34. Die für jede einzelne Charge bereitgestellten Materialien sollten beieinander gehalten und deutlich entsprechend gekennzeichnet werden.

Verarbeitungsvorgänge: Zwischenprodukte und Bulkware

5.35. Vor jedem Verarbeitungsvorgang sollte sichergestellt werden, daß Arbeitsbereich und Ausrüstung sauber und frei von allen für die geplanten Arbeitsgänge nicht benötigten Ausgangsstoffen, Produkten, Produktrückständen oder Unterlagen sind.

5.36. Zwischenprodukte und Bulkware sollten unter geeigneten Bedingungen aufbewahrt werden.

5.37. Kritische Vorgänge sollten validiert sein (siehe „Validierung" in 5.21. bis 5.24.).

5.38. Alle erforderlichen Inprozeß- und Umgebungskontrollen sollten durchgeführt und protokolliert werden.

5.39. Jede signifikante Abweichung von der erwarteten Ausbeute sollte protokolliert und untersucht werden.

Verpackungsmaterial

5.40. Dem Einkauf, der Handhabung und der Kontrolle des primären und bedruckten Verpackungsmaterials sollte ebensoviel Aufmerksamkeit gewidmet werden wie den Ausgangsstoffen.

5.41. Besondere Vorsicht ist bei bedruckten Materialien geboten. Sie sollten unter ausreichend sicheren Bedingungen gelagert werden, um unbefugten Zugriff auszuschließen. Lose Etiketten und andere lose, bedruckte Materialien sollten in separaten, geschlossenen Behältnissen aufbewahrt und transportiert werden, um Verwechslungen zu vermeiden. Verpackungsmaterial sollte nur nach einem genehmigten und dokumentierten Verfahren von dazu befugtem Personal für den Gebrauch ausgegeben werden.

5.42. Jede Lieferung oder Charge von bedrucktem oder primärem Verpackungsmaterial sollte eine spezifische Kennzahl oder Markierung erhalten.

5.43. Überholtes oder veraltetes primäres oder bedrucktes Verpackungsmaterial sollte vernichtet werden. Die Vernichtung sollte protokolliert werden.

Verpackungsvorgänge

5.44. Bei der Planung der Verpackungsvorgänge muß besonders darauf geachtet werden, daß das Risiko von Kreuzkontamination, Untermischungen oder Verwechslungen minimiert wird. Unterschiedliche Produkte sollten nicht in unmittelbarer Nähe verpackt werden, es sei denn, sie sind räumlich voneinander getrennt.

5.45. Vor Beginn der Verpackungsvorgänge sollte sichergestellt werden, daß der Arbeitsbereich, die Verpackungslinien, die Druckmaschinen und die andere Ausrüstung sauber und frei von allen vorher verwendeten Produkten, Materialien oder Unterlagen sind, wenn diese für den anlaufenden Vorgang nicht benötigt werden. Die vollständige Räumung der Anlage sollte anhand einer geeigneten Checkliste erfolgen.

5.46. Der Name und die Chargenbezeichnung des jeweils verpackten Produkts sollten an jedem Verpackungsplatz oder jeder Verpackungsanlage angezeigt sein.

5.47. Alle einzusetzenden Produkte und Verpackungsmaterialien sollten bei Anlieferung an die Verpackungsabteilung hinsichtlich Menge, Identität und Übereinstimmung mit den Verpackungsanweisungen kontrolliert werden.

5.48. Zu füllende Behältnisse sollten sauber sein. Alle Verunreinigungen wie Glas- oder Metallteilchen sollten sorgfältig vermieden bzw. entfernt werden.

5.49. Normalerweise sollte das Etikettieren so schnell wie möglich auf das Abfüllen und Verschließen folgen. Wenn dies nicht der Fall ist, sollten geeignete Verfahren angewandt werden, um Verwechslungen oder Falschetikettierungen auszuschließen.

5.50. Die einwandfreie Durchführung jedes Druckvorgangs (z. B. Aufdruck von Codenummern, Verfalldaten), der getrennt oder während des Verpackens erfolgt, sollte kontrolliert und protokolliert werden. Auf nichtmaschinelles Drucken sollte besonders geachtet werden. Es sollte in regelmäßigen Abständen überprüft werden.

5.51. Besondere Sorgfalt ist nötig, wenn lose Etiketten verwendet und Aufdrucke nicht auf der Verpackungsanlage selbst (off-line) angebracht werden. Etiketten auf Rollen sind losen Etiketten normalerweise vorzuziehen, da sich Untermischungen so besser vermeiden lassen.

5.52. Es sollte kontrolliert werden, daß elektronische Code-Lesegeräte, Etikettenzähler oder ähnliche Geräte einwandfrei arbeiten.

5.53. Gedruckte und geprägte Informationen auf Verpackungsmaterialien sollten deutlich, lichtecht und abriebfest sein.

5.54. Die laufende Kontrolle des Produkts auf der Anlage während des Verpackens (on-line) sollte mindestens folgendes beinhalten:

a) das allgemeine Aussehen der Packungen;
b) die Vollständigkeit der Packungen;
c) den Einsatz der richtigen Produkte und Verpackungsmaterialien;
d) die Richtigkeit der Aufdrucke;
e) die einwandfreie Funktion der Überwachungsvorrichtungen der Anlage.

Von der Verpackungslinie entfernte Proben sollten nicht wieder in den Prozeß eingeschleust werden.

5.55. Produkte, die an einem ungewöhnlichen Vorgang beteiligt waren, sollten nur nach besonderer Inspektion, Untersuchung und Genehmigung durch befugtes Personal wieder in den Prozeß eingeschleust werden. Darüber sollten detaillierte Aufzeichnungen angefertigt werden.

5.56. Jede bei der Bilanzierung festgestellte signifikante oder ungewöhnliche Diskrepanz zwischen der Menge an Bulkware und den bedruckten Verpackungsmaterialien und der Anzahl der fertiggestellten Einheiten sollte vor der Freigabe untersucht und ausreichend begründet werden.

5.57. Nach Beendigung eines Verpackungsvorgangs sollte ungebrauchtes, mit der Chargenbezeichnung versehenes Verpackungsmaterial vernichtet und dieser Vorgang protokolliert werden. Bedrucktes, nicht mit der Chargenbezeichnung versehenes Material sollte nur nach einem schriftlich festgelegten Verfahren ins Lager zurückgegeben werden.

Fertigprodukte

5.58. Fertigprodukte sollten bis zu ihrer endgültigen Freigabe unter vom Hersteller festgelegten Bedingungen in Quarantäne gehalten werden.

5.59. Die vor der Freigabe von Fertigprodukten zum Verkauf erforderliche Bewertung des Fertigprodukts und der Dokumentation wird in Kapitel 6 (Qualitätskontrolle) beschrieben.

5.60. Nach der Freigabe sollten Fertigprodukte als verfügbarer Bestand unter vom Hersteller festgelegten Bedingungen gelagert werden.

Zurückgewiesene, wiederverwertete und zurückgegebene Materialien

5.61. Zurückgewiesene Materialien und Produkte sollten klar als solche gekennzeichnet und gesondert in nicht allgemein zugänglichen Bereichen gelagert werden. Sie sollten entweder an den Lieferanten zurückgegeben oder ggf. umgearbeitet oder vernichtet werden. Die jeweils durchgeführte Maßnahme sollte von befugtem Personal genehmigt und protokolliert werden.

5.62. Die Umarbeitung von zurückgewiesenen Produkten sollte die Ausnahme sein. Die Umarbeitung ist nur zulässig, wenn die Qualität des Endprodukts nicht beeinträchtigt wird, wenn die Spezifikationen eingehalten werden und wenn die Umarbeitung in Übereinstimmung mit einem definierten und genehmigten Verfahren nach Abschätzung der dabei bestehenden Risiken durchgeführt wird. Die Umarbeitung sollte protokolliert werden.

5.63. Das vollständige oder teilweise Einbringen früherer Chargen von der erforderlichen Qualität in eine Charge desselben Produkts auf einer bestimmten Herstellungsstufe sollte vorher genehmigt werden. Die Wiederverwertung sollte in Übereinstimmung mit einem festgelegten Verfahren nach Abschätzung der dabei bestehenden Risiken, einschließlich einer möglichen Auswirkung auf die Haltbarkeitsdauer, durchgeführt werden. Die Wiederverwertung sollte protokolliert werden.

5.64. Die Qualitätskontrollabteilung sollte beurteilen, ob ein Fertigprodukt, das umgearbeitet oder in das ein wiederverwertetes Produkt eingebracht wurde, zusätzlichen Prüfungen unterworfen werden muß.

5.65. Aus dem Handel zurückgegebene, der Kontrolle des Herstellers zwischenzeitlich entzogene Produkte sollten vernichtet werden, es sei denn, sie weisen zweifelsfrei die erforderliche Qualität auf. Für erneuten Verkauf, Umetikettierung oder für ein Einbringen als Bulkware in eine spätere Charge können sie nur in Betracht kommen, wenn sie von der Qualitätskontrollabteilung nach einem schriftlich festgelegten Verfahren kritisch beurteilt wurden. Bei dieser Beurteilung sollten die Art des Produkts, evtl. erforderliche besondere Lagerungsbedingungen, sein Zustand und seine Geschichte sowie die Zeitspanne seit seiner Auslieferung berücksichtigt werden. Wenn irgendein Zweifel über die Qualität des Produkts aufkommt, sollte eine erneute Auslieferung oder erneute Verwendung nicht in Erwägung gezogen werden. Eine grundlegende chemische Aufarbeitung zur Rückgewinnung des Wirkstoffs kann jedoch möglich sein. Jede durchgeführte Maßnahme sollte in geeigneter Weise protokolliert werden.

Kapitel 6

Qualitätskontrolle

Grundsätze

Die Qualitätskontrolle befaßt sich mit Probenahme, Spezifikationen und Prüfung sowie Organisation, Dokumentation und Freigabeverfahren, die sicherstellen, daß die jeweils notwendigen Prüfungen durchgeführt und weder Materialien für den Einsatz noch Produkte für den Verkauf oder die Auslieferung freigegeben werden, bevor ihre Qualität als zufriedenstellend beurteilt wurde. Die Qualitätskontrolle ist nicht auf Laborarbeiten beschränkt, sondern muß bei allen die Produktqualität betreffenden Entscheidungen beteiligt sein. Die Unabhängigkeit von der Produktion ist für das ordnungsgemäße Arbeiten der Qualitätskontrolle von grundlegender Bedeutung (siehe auch Kapitel 1).

Allgemeine Anforderungen

6.1. Jeder Inhaber einer Herstellungserlaubnis sollte über eine Qualitätskontrollabteilung verfügen. Diese Abteilung sollte von anderen Abteilungen unabhängig sein. Sie sollte unter der Leitung einer Person mit angemessener Qualifikation und Erfahrung stehen, die ein/mehrere Kontrolllabor/atorien zur Verfügung hat. Es müssen ausreichende Mittel verfügbar sein, damit alle Maßnahmen der Qualitätskontrolle wirksam und zuverlässig ausgeführt werden können.

6.2. Die wichtigsten Pflichten des Leiters der Qualitätskontrolle sind in Kapitel 2 zusammengefaßt. Die Qualitätskontrollabteilung insgesamt hat noch weitere Aufgaben, z. B. Festlegung, Validierung und Ausführung aller Verfahren der Qualitätskontrolle, Aufbewahrung von Rückstellmustern von Materialien und Produkten, Sicherstellung der ordnungsgemäßen Kennzeichnung der Behältnisse mit Materialien und Produkten, Sicherstellung der Überwachung der Haltbarkeit der Produkte, Mitwirkung an der Untersuchung von Beanstandungen hinsichtlich der Produktqualität. Alle diese Vorgänge sollten gemäß schriftlich festgelegten Verfahren durchgeführt und, wenn nötig, protokolliert werden.

6.3. Die Bewertung des Fertigprodukts sollte alle relevanten Faktoren umfassen, einschließlich der Produktionsbedingungen, der Ergebnisse von Inprozeßkontrollen, der Durchsicht der Herstellungs- (einschließlich Verpackungs)unterlagen, der Übereinstimmung mit den Spezifikationen des Fertigprodukts und der Überprüfung der fertigen Packung.

6.4. Das Personal der Qualitätskontrolle sollte Zugang zu den Produktionsbereichen haben, um ggf. Proben zu nehmen und Untersuchungen durchzuführen.

Gute Kontrollabor-Praxis

6.5. Räumlichkeiten und Ausrüstung von Kontrollaboratorien sollten den in Kapitel 3 beschriebenen allgemeinen und besonderen Anforderungen an Qualitätskontrollbereiche entsprechen.

6.6. Das Personal, die Räumlichkeiten und die Ausrüstung in den Laboratorien sollten den Aufgaben entsprechen, die sich aus der Art und dem Umfang der Herstellung ergeben. Der Einsatz externer Laboratorien in Übereinstimmung mit den in Kapitel 7 „Prüfung im Lohnauftrag" beschriebenen Grundsätzen kann aus bestimmten Gründen akzeptiert werden. Dies sollte jedoch in den Protokollen der Qualitätskontrolle vermerkt werden.

Dokumentation

6.7. Laborunterlagen sollten den im Kapitel 4 genannten Anforderungen entsprechen. Ein wesentlicher Teil der dort genannten Dokumente betrifft die Qualitätskontrolle. Die folgenden Unterlagen sollten der Qualitätskontrollabteilung ohne weiteres zur Verfügung stehen:

- Spezifikationen;
- Probenahmeverfahren;
- Prüfverfahren und Prüfprotokolle (einschließlich analytischer Arbeitsblätter und/oder Laborjournale);
- Analysenberichte und/oder -zertifikate;
- Daten aus der Überwachung der Umgebung, falls erforderlich;
- ggf. Protokolle über die Validierung von Prüfmethoden;
- Verfahrensbeschreibungen für und Protokolle über die Kalibrierung von Geräten und Wartung der Ausrüstung.

6.8. Unterlagen der Qualitätskontrolle, die sich auf ein Chargenprotokoll beziehen, sollten mindestens ein Jahr über das Verfalldatum der Charge und fünf Jahre über das Ausstellen der Bescheinigung gem. Art. 22 der Richtlinie 75/319/EWG hinaus aufbewahrt werden.

6.9. Es wird empfohlen, einige Daten (z. B. Ergebnisse der analytischen Prüfung, Ausbeuten, Umgebungskontrollen usw.) so aufzuzeichnen, daß Trends ermittelt werden können.

6.10. Zusätzlich zu den zu einem Chargenprotokoll gehörenden Informationen sollten andere Originalunterlagen wie Laborjournale und/oder -aufzeichnungen aufbewahrt werden und schnell zur Verfügung stehen.

Probenahme

6.11. Die Probenahme sollte nach genehmigten, schriftlich festgelegten Verfahren erfolgen, die folgende Angaben enthalten:

- Methode der Probenahme;
- einzusetzende Ausrüstung;
- zu entnehmende Probemenge;
- Anweisungen für jede erforderliche Unterteilung der Probe;

- Art und Zustand des zu verwendenden Probebehältnisses;
- identifizierende Kennzeichnung von Behältnissen, aus denen Proben gezogen werden;
- alle einzuhaltenden Vorsichtsmaßnahmen, insbesondere bei der Probenahme von sterilen oder gefährlichen Materialien;
- Lagerungsbedingungen;
- Anweisungen für die Reinigung und Aufbewahrung der Probenahmeausrüstung.

6.12. Referenzproben sollten für die Material- oder Produktcharge, der sie entnommen wurden, repräsentativ sein. Es können weitere Proben entnommen werden, um sehr kritische Prozeßschritte zu überwachen (z. B. Prozeßbeginn oder Prozeßende).

6.13. Die Probebehältnisse sollten Etiketten tragen mit Angabe des Inhalts, der Chargenbezeichnung, des Datums der Probenahme und der Behältnisse, aus denen die Proben entnommen wurden.

6.14. Rückstellmuster von jeder Charge eines Fertigprodukts sollten ein Jahr über den Ablauf des Verfalldatums hinaus aufbewahrt werden. Fertigprodukte sollten normalerweise in ihrer endgültigen Verpackung und unter den empfohlenen Bedingungen gelagert werden. Proben von Ausgangsstoffen (außer Lösungsmitteln, Gasen und Wasser) sollten, wenn sie stabil genug sind, mindestens zwei Jahre aufbewahrt werden*). Rückstellmuster von Materialien und Produkten sollten genügend groß sein, um mindestens eine vollständige Nachprüfung durchführen zu können.

Prüfung

6.15. Analytische Methoden sollten validiert sein. Alle in den Zulassungsunterlagen beschriebenen Prüfungen sollten in Übereinstimmung mit den genehmigten Methoden durchgeführt werden.

6.16. Die Ergebnisse sollten protokolliert und daraufhin kontrolliert werden, ob sie miteinander in Einklang stehen. Alle Berechnungen sollten sorgfältig überprüft werden.

6.17. Die durchgeführten Prüfungen sollten protokolliert werden. Die Protokolle sollten mindestens folgende Angaben enthalten:
a) Name des Materials oder Produkts und ggf. Darreichungsform;
b) Chargenbezeichnung und ggf. Hersteller und/oder Lieferant;
c) Bezugnahme auf die jeweiligen Spezifikationen und Prüfverfahren;
d) Prüfergebnisse, einschl. Beobachtungen und Berechnungen, sowie ggf. Bezugnahme auf Analysenzertifikate;
e) Daten der Prüfung;
f) Namenszeichen der Personen, die die Prüfungen durchgeführt haben;
g) Namenszeichen der Personen, die ggf. Prüfungen und Berechnungen verifiziert haben;

---

*) In der Bundesrepublik Deutschland, in Frankreich und Griechenland sollten Proben von Ausgangsstoffen ebenso lange wie die Rückstellmuster des entsprechenden Fertigprodukts aufbewahrt werden.

h) klare Aussage zur Freigabe oder Zurückweisung (oder eine andere Entscheidung hinsichtlich des Status) mit Datum und Unterschrift der hierfür als verantwortlich bestellten Person.

6.18. Alle Inprozeßkontrollen, auch die im Produktionsbereich vom dortigen Personal durchgeführten, sollten nach Methoden erfolgen, die von der Qualitätskontrolle genehmigt sind. Die Ergebnisse sollten protokolliert werden.

6.19. Auf die Qualität von Laborreagenzien, Volumenmeßgefäßen, volumetrischen Lösungen, Standards und Kulturmedien sollte besonders geachtet werden. Ihre Zubereitung sollte nach schriftlich festgelegten Verfahren erfolgen.

6.20. Laborreagenzien, die für längeren Gebrauch vorgesehen sind, sollten mit dem Datum ihrer Zubereitung und der Unterschrift der Person versehen sein, die sie angesetzt hat. Das Verfalldatum von instabilen Reagenzien und von Kulturmedien sowie besondere Aufbewahrungsbedingungen sollten auf dem Etikett angegeben werden. Außerdem sollten bei volumetrischen Lösungen das Datum der letzten Einstellung und der jeweils gültige Faktor vermerkt sein.

6.21. Falls nötig, sollte das Eingangsdatum von jeder für die Prüfungen verwendeten Substanz (z. B. Reagenzien und Standards) auf dem Behältnis vermerkt werden. Anweisungen für Gebrauch und Aufbewahrung sollten befolgt werden. In bestimmten Fällen kann eine Identitätsprüfung und/oder eine andere Prüfung der Reagenzien nach Erhalt oder vor Gebrauch nötig sein.

6.22. Tiere, die bei der Prüfung von Bestandteilen, Materialien oder Produkten eingesetzt werden, sollten ggf. vor ihrer Verwendung in Quarantäne gehalten werden. Sie sollten so gehalten und kontrolliert werden, daß ihre Eignung für die beabsichtigte Verwendung gesichert ist. Sie sollten identifiziert werden. Ausreichende Aufzeichnungen über die Geschichte ihrer Verwendung sollten aufbewahrt werden.

Kapitel 7

Herstellung und Prüfung im Lohnauftrag

Grundsätze

Herstellung und Prüfung im Lohnauftrag müssen genau definiert, vereinbart und kontrolliert werden, um Mißverständnisse zu vermeiden, aus denen sich ein Produkt oder eine Arbeit von ungenügender Qualität ergeben könnte. Zwischen Auftraggeber und Auftragnehmer muß ein schriftlicher Vertrag bestehen, der die Aufgaben jeder Seite klar festlegt. Aus dem Vertrag muß eindeutig hervorgehen, auf welche Weise die sachkundige Person, die jede Produktcharge für den Verkauf freigibt, ihrer Verantwortung voll gerecht wird.

Anmerkung: Dieses Kapitel behandelt die Verantwortlichkeiten der Hersteller gegenüber den zuständigen Behörden der Mitgliedstaaten im Hinblick auf die Erteilung von Zulassungen und Herstellungserlaubnissen. Es soll keinesfalls die jeweilige Haftung des Auftraggebers bzw. Auftragnehmers gegenüber dem Verbraucher beeinflussen. Dies wird durch andere Bestimmungen der Gemeinschaft und durch nationales Recht geregelt.

Allgemeine Anforderungen

7.1. Es sollte ein schriftlicher Vertrag bestehen, der die Herstellung und/oder Prüfung im Lohnauftrag und alle damit in Zusammenhang stehenden technischen Vereinbarungen umfaßt.

7.2. Alle Vereinbarungen über die Herstellung und Prüfung im Lohnauftrag, einschließlich aller vorgeschlagenen Änderungen an technischen oder anderen Vereinbarungen, sollten mit der Zulassung des betreffenden Produkts in Einklang stehen.

Der Auftraggeber

7.3. Der Auftraggeber ist verantwortlich für die Beurteilung, ob der Auftragnehmer kompetent ist, die erforderlichen Arbeiten erfolgreich auszuführen. Er hat durch den Vertrag sicherzustellen, daß die in diesem Leitfaden beschriebenen Anforderungen der Guten Herstellungspraxis befolgt werden.

7.4. Der Auftraggeber sollte dem Auftragnehmer alle nötigen Informationen liefern, damit dieser die in Auftrag gegebenen Arbeiten korrekt in Übereinstimmung mit der Zulassung und allen weiteren gesetzlichen Vorschriften ausführen kann. Der Auftraggeber sollte sicherstellen, daß der Auftragnehmer sich über alle Probleme im klaren ist, die mit dem Produkt oder der Arbeit in Zusammenhang stehen und die ein Risiko für seine Räumlichkeiten, die Ausrüstung, das Personal oder für andere Materialien oder Produkte darstellen könnten.

7.5. Der Auftraggeber sollte sicherstellen, daß alle vom Auftragnehmer an ihn gelieferten verarbeiteten Produkte und Materialien ihren Spezifikationen entsprechen oder die Erzeugnisse durch eine sachkundige Person freigegeben wurden.

Der Auftragnehmer

7.6. Der Auftragnehmer muß über geeignete Räumlichkeiten und die erforderliche Ausrüstung, ausreichende Sachkenntnis und Erfahrung sowie über kompetentes Personal verfügen, um die ihm vom Auftraggeber übertragenen Arbeiten zufriedenstellend ausführen zu können. Auftragsherstellung kann nur von einem Hersteller übernommen werden, der eine Herstellungserlaubnis besitzt.

7.7. Der Auftragnehmer sollte sicherstellen, daß alle ihm gelieferten Produkte und Materialien für ihren vorgesehenen Zweck geeignet sind.

7.8. Der Auftragnehmer sollte ohne vorherige Bewertung und Genehmigung der Vereinbarungen durch den Auftraggeber keine ihm vertraglich übertragene Arbeit an eine dritte Partei weitergeben. Vereinbarungen zwischen Auftragnehmer und einer dritten Partei sollten sicherstellen, daß die Informationen über Herstellung und Prüfung in gleicher Weise zur Verfügung stehen wie zwischen dem ursprünglichen Auftraggeber und dem Auftragnehmer.

7.9. Der Auftragnehmer sollte alles unterlassen, was die Qualität des für den Auftraggeber hergestellten und/oder geprüften Produkts ungünstig beeinflussen könnte.

Der Vertrag

7.10. Zwischen Auftraggeber und Auftragnehmer sollte ein Vertrag geschlossen werden, der ihre jeweiligen Verantwortlichkeiten hinsichtlich Herstellung und Qualitätskontrolle des Produkts festlegt. Technische Aspekte des Vertrags sollten von kompetenten, in pharmazeutischer Technologie, Analytik und der Guten Herstellungspraxis gut bewanderten Personen abgefaßt werden. Alle Vereinbarungen über Herstellung und Prüfung müssen mit der Zulassung übereinstimmen und von beiden Parteien anerkannt sein.

7.11. In dem Vertrag sollte festgelegt werden, auf welche Weise die sachkundige Person, die die Chargen zum Verkauf freigibt, sicherstellt, daß jede Charge in Übereinstimmung mit den im Rahmen der Zulassung spezifizierten Anforderungen hergestellt und geprüft wurde.

7.12. Der Vertrag sollte klar beschreiben, wer für den Materialeinkauf, für die Prüfung und Freigabe von Materialien, für die Durchführung der Produktion und Qualitätskontrollen, einschließlich Inprozeßkontrollen, verantwortlich ist und in wessen Verantwortungsbereich Probenahme und Prüfung fallen. Im Falle der Prüfung im Lohnauftrag sollte aus dem Vertrag hervorgehen, ob der Auftragnehmer in den Räumlichkeiten des Herstellers Proben nehmen darf.

7.13. Herstellungs-, Prüf- und Vertriebsprotokolle sowie Rückstellmuster sollten vom Auftraggeber aufbewahrt werden oder ihm zur Verfügung stehen. Alle für die Qualitätsbewertung eines Produkts relevanten Aufzeichnungen müssen im Falle einer Beanstandung oder eines vermuteten Mangels zugänglich und in den Verfahrensbeschreibungen des Auftraggebers betreffend Produktmängel/Rückrufe aufgeführt sein.

7.14. Der Vertrag sollte dem Auftraggeber gestatten, die Einrichtungen des Auftragnehmers zu besichtigen.

7.15. Im Falle der Prüfung im Lohnauftrag sollte sich der Auftragnehmer darüber im klaren sein, daß er der Inspektion durch die zuständigen Behörden unterworfen ist.

Kapitel 8

Beanstandungen und Produktrückruf

Grundsätze

Alle Beanstandungen und andere Informationen über möglicherweise fehlerhafte Produkte müssen nach schriftlich festgelegten Verfahren sorgfältig überprüft werden. Um für alle Eventualitäten vorbereitet zu sein und in Übereinstimmung mit Artikel 28 der Richtlinie 75/319/EWG sollten systematische Vorkehrungen getroffen werden, damit erforderlichenfalls Produkte mit erwiesenen oder vermuteten ernsthaften Mängeln schnell und wirkungsvoll vom Markt zurückgerufen werden.

Beanstandungen

8.1. Es sollte eine verantwortliche Person benannt werden, die die Beanstandungen bearbeitet und die einzuleitenden Maßnahmen bestimmt. Sie sollte über ausreichendes Hilfspersonal verfügen. Wenn diese Person nicht mit (einer) der für die Freigabe des Produkts verantwortlichen sachkundigen Person(en) identisch ist, sollte jede Beanstandung, Überprüfung und jeder Rückruf der/den letzteren zur Kenntnis gebracht werden.

8.2. Es sollten schriftliche Verfahrensbeschreibungen vorliegen, die die im Falle einer Beanstandung wegen eines möglichen Produktmangels zu treffenden Maßnahmen beinhalten, einschließlich der Notwendigkeit, einen Rückruf in Betracht zu ziehen.

8.3. Jede Beanstandung wegen eines Produktmangels sollte mit allen Originalinformationen aufgezeichnet und gründlich untersucht werden. Die für die Qualitätskontrolle verantwortliche Person sollte in der Regel an der Untersuchung solcher Probleme beteiligt sein.

8.4. Wenn ein Produktmangel in einer Charge entdeckt wird oder ein entsprechender Verdacht besteht, sollte die Kontrolle anderer Chargen erwogen werden, um festzustellen, ob diese ebenfalls betroffen sind. Es sollten insbesondere die Chargen überprüft werden, die Material aus der fehlerhaften Charge enthalten können.

8.5. Alle aufgrund einer Beanstandung getroffenen Entscheidungen und Maßnahmen sollten aufgezeichnet und in den entsprechenden Chargenprotokollen sollte auf diese Aufzeichnungen verwiesen werden.

8.6. Die Aufzeichnungen über Beanstandungen sollten regelmäßig daraufhin überprüft werden, ob sie Hinweise auf spezielle oder sich wiederholende Probleme enthalten, die besondere Aufmerksamkeit und möglicherweise den Rückruf eines Produkts vom Markt erfordern.

8.7. Die zuständigen Behörden sollten benachrichtigt werden, wenn ein Hersteller eine Maßnahme aufgrund möglicherweise fehlerhafter Herstellung, Produktzersetzung oder anderer ernsthafter Qualitätsprobleme in Erwägung zieht.

Rückrufe

8.8. Es sollte eine Person benannt werden, die für die Durchführung und Koordination von Rückrufen verantwortlich ist. Sie sollte ausreichendes Hilfspersonal zur Verfügung haben, um alle Aspekte der Rückrufe mit der nötigen Dringlichkeit behandeln zu können. Diese verantwortliche Person sollte normalerweise unabhängig von Vertrieb und Marketing sein. Wenn diese Person nicht mit (einer) der für die Freigabe des Produkts verantwortlichen sachkundigen Person(en) identisch ist, sollte jeder Rückruf der/den letzteren zur Kenntnis gebracht werden.

8.9. Es sollten schriftliche, regelmäßig überprüfte und, wenn nötig, aktualisierte Vorschriften zur Verfügung stehen, um für einen eventuellen Rückruf vorbereitet zu sein.

8.10. Rückrufe sollten unverzüglich und jederzeit in Gang gesetzt werden können.

8.11. Die zuständigen Behörden aller Länder, in die die Produkte möglicherweise geliefert wurden, sollten unverzüglich benachrichtigt werden, wenn beabsichtigt wird, Produkte mit erwiesenen oder vermuteten Mängeln zurückzurufen.

8.12. Die Vertriebsprotokolle sollten der (den) für Rückrufe verantwortlichen Person(en) ohne weiteres zur Verfügung stehen und ausreichende Informationen über Großhändler und direkt belieferte Kunden (einschließlich Adresse, Telefonnummer während und außerhalb der Arbeitszeit sowie der gelieferten Chargen und Mengen) enthalten, auch für exportierte Produkte und Ärztemuster.

8.13. Zurückgerufene Produkte sollten als solche gekennzeichnet sowie getrennt und gesichert gelagert werden, solange eine Entscheidung über ihr Schicksal aussteht.

8.14. Der Ablauf der Rückrufaktion sollte aufgezeichnet werden. Ein Abschlußbericht sollte erstellt werden, der eine Bilanzierung der ausgelieferten und zurückerhaltenen Produktmengen enthält.

8.15. Die Tauglichkeit der Rückrufverfahren sollte von Zeit zu Zeit kritisch überprüft werden.

Kapitel 9

Selbstinspektion

Grundsätze

Um die Anwendung und Beachtung der Regeln der Guten Herstellungspraxis zu überwachen und um Vorschläge für notwendige Korrekturmaßnahmen zu machen, sollten Selbstinspektionen durchgeführt werden.

9.1. Personalbezogene Belange, Räumlichkeiten, Ausrüstung, Dokumentation, Produktion, Qualitätskontrolle, Vertrieb von Arzneimitteln, Vorkehrungen zur Behandlung von Beanstandungen und Abwicklung von Rückrufen sowie die Durchführung von Selbstinspektionen sollten in regelmäßigen Abständen nach einem im voraus festgelegten Programm überprüft werden, um ihre Übereinstimmung mit den Grundsätzen der Qualitätssicherung festzustellen.

9.2. Selbstinspektionen sollten unabhängig und ausführlich von einem oder mehreren beauftragten Experten des Unternehmens durchgeführt werden. Unabhängige Überprüfungen durch externe Sachverständige können ebenfalls nützlich sein.

9.3. Jede Selbstinspektion sollte protokolliert werden. Die Protokolle sollten alle während der Inspektion gemachten Beobachtungen und ggf. Verbesserungsvorschläge enthalten. Über die anschließend ergriffenen Maßnahmen sollten ebenfalls Aufzeichnungen geführt werden.

Ergänzende Leitlinien

1. Ergänzende und überarbeitete Leitlinien für die Herstellung steriler Arzneimittel (September 1996)

Grundsätze

Für die Herstellung steriler Erzeugnisse gelten besondere Anforderungen, um das Risiko einer Kontamination mit Mikroorganismen, Partikeln und Pyrogenen möglichst gering zu halten. Vieles hängt von Sachkenntnis, Schulung und Verhalten des betreffenden Personals ab. Die Qualitätssicherung ist hier von besonderer Bedeutung, und die Herstellung muß streng nach sorgfältig festgelegten und validierten Methoden und Verfahren erfolgen. Die Garantie der Sterilität oder sonstiger qualitativer Aspekte der Arzneimittel darf nicht ausschließlich von Tests abhängen, die in den letzten Herstellungsphasen oder am Fertigerzeugnis vorgenommen werden.

Anmerkung: Dieser Leitfaden enthält keine detaillierten Methoden zur Bestimmung der mikrobiologischen und Partikelreinheit der Luft, Oberflächen usw. Diesbezüglich enthält er Verweise auf andere Texte wie die CEN-/ISO-Normen.

Allgemeine Anforderungen

1. Die Herstellung steriler Erzeugnisse sollte in reinen Bereichen erfolgen, in die das Personal und/oder Geräte und Materialien nur über Luftschleusen gelangen können. In den reinen Bereichen sollte ein geeigneter Reinheitsgrad aufrechterhalten werden; die Belüftung sollte über Filter angemessener Wirksamkeit erfolgen.
2. Die verschiedenen Arbeitsgänge, wie die Vorbereitung von Bestandteilen, die Zubereitung des Erzeugnisses und die Abfüllung sollten in abgetrennten Zonen innerhalb des reinen Bereichs durchgeführt werden. Die Herstellungsvorgänge sind in zwei Kategorien zu unterteilen: erstens diejenigen, bei denen das Erzeugnis im verschlossenen Endbehältnis sterilisiert wird und zweitens diejenigen, die in bestimmten oder allen Stadien aseptisch durchgeführt werden.
3. Reine Bereiche für die Herstellung steriler Erzeugnisse werden gemäß den geforderten Umgebungsmerkmalen eingestuft. Jeder Herstellungsvorgang erfordert einen angemessenen Reinheitsgrad der Umgebung im operationellen Zustand, um das Risiko einer Kontamination des betreffenden Erzeugnisses oder Materials mit Partikeln oder Mikroorganismen möglichst gering zu halten. Um den „operationellen“ Bedingungen zu entsprechen, müssen diese Bereiche so ausgelegt sein, daß bestimmte Luftreinheitsgrade im „nichtoperationellen“ Zustand erreicht werden. Der „nichtoperationelle“ Zustand ist der Zustand, in dem die Installation abgeschlossen ist, die Produktionsanlage installiert und ohne Beteiligung des Bedienungspersonals in Betrieb ist. Der „operationelle“ Zustand ist der Zustand, in dem die Anlage in der vorgesehenen Art mit der angegebenen Personalstärke betrieben wird.

Für die Herstellung steriler Arzneimittel gelten in bezug auf die Bereiche normalerweise vier Reinheitsklassen:

Reinheitsklasse A:

Zonen für Arbeitsvorgänge mit hohem Risiko, zum Beispiel Abfüllbereich, Stöpselschalen, offene Ampullen und Fläschchen, Herstellung aseptischer Verbindungen. Normalerweise werden solche Bedingungen durch ein laminares Luftströmungssystem sichergestellt. Laminare Luftströmungssysteme sollten für eine gleichmäßige Luftströmungsgeschwindigkeit von 0,45 m/s ± 20 % (Richtwert) am Arbeitsplatz sorgen.

Reinheitsklasse B:

Bei aseptischer Zubereitung und Abfüllung ist dies die Hintergrundumgebung für eine Zone der Reinheitsklasse A.

Reinheitsklassen C und D:

Reine Bereiche für die weniger kritischen Phasen bei der Herstellung steriler Erzeugnisse.

Folgende Tabelle enthält die Klassifizierung der Reinheitsgrade nach den in der Luft enthaltenen Partikeln:

Klasse	Nichtoperationell (b)		Operationell	
	Max. erlaubte Zahl von Partikeln/m³ (gleich oder höher als)			
	0,5 µm	5 µm	0,5 µm	5 µm
A	3 500	0	3 500	0
B(a)	3 500	0	350 000	2 000
C(a)	350 000	2 000	3 500 000	20 000
D(a)	3 500 000	20 000	nicht festgelegt (c)	nicht festgelegt (c)

Anmerkungen:

(a) Um die Luftreinheitsklassen B, C und D zu erreichen, sollte die Häufigkeit der Luftwechsel zur Größe des Raums, zur Anlage und zur Personalstärke im Raum in Relation stehen. Das Belüftungssystem sollte mit geeigneten Filtern, wie HEPA-Filtern für die Reinheitsklassen A, B und C ausgestattet sein.

(b) Die unter der Rubrik „nichtoperationell" genannten Richtwerte für die maximal erlaubte Partikelzahl entsprechen in etwa dem US Federal Standard 209 E und den ISO-Klassifikationen: Die Reinheitsklassen A und B entsprechen Klasse 100, M 3.5, ISO 5; Reinheitsklasse C der Klasse 10 000, M 5.5, ISO 7 und Reinheitsklasse D der Klasse 100 000, M 6.5, ISO 8.

(c) Die Anforderungen und Grenzwerte für diesen Bereich hängen von der Art der durchgeführten Arbeitsvorgänge ab.

Die folgende Tabelle enthält Beispiele der in den verschiedenen Reinheitsklassen durchgeführten Arbeitsvorgänge (siehe auch Absätze 11 und 12).

Klasse	Beispiele von Arbeitsgängen für im verschlossenen Endbehältnis sterilisierte Erzeugnisse (siehe Absatz 11)
A	Füllung von Erzeugnissen, wenn der Arbeitsvorgang ein ungewöhnliches Risiko darstellt
C	Zubereitung von Lösungen, wenn der Arbeitsgang ein ungewöhnliches Risiko darstellt. Abfüllung von Erzeugnissen
D	Zubereitung von Lösungen und Bestandteilen für anschließende Abfüllung

Klasse	Beispiele von Arbeitsvorgängen für aseptische Zubereitungen (siehe Absatz 12)
A	Aseptische Zubereitung und Abfüllung
C	Zubereitung von zu filternden Lösungen
D	Handhabung von Bestandteilen nach dem Waschen

Die in der Tabelle unter der Rubrik „nichtoperationell" genannten Partikelbedingungen sollten in unbemanntem Zustand nach einer kurzen „clean up"-Phase von 15 bis 20 Minuten (Richtwert) nach Beendigung der Arbeitsvorgänge erreicht werden. Die in der Tabelle genannten Partikelbedingungen für die Reinheitsklasse A in operationellem Zustand sollten in der das Erzeugnis unmittelbar umgebenden Zone aufrechterhalten werden, wenn das Erzeugnis oder das offene Behältnis der Umgebung ausgesetzt ist. Es wird zugestanden, daß die Übereinstimmung mit den Partikelanforderungen an der Abfüllstelle während des Abfüllvorgangs nicht immer nachgewiesen werden kann, da sich dabei Partikel oder Tröpfchen von dem Erzeugnis selbst bilden können.

4. Um die Reinheit der verschiedenen Klassen in bezug auf die Partikel zu kontrollieren, ist es angezeigt, die Bereiche in operationellem Zustand zu überwachen.

5. Bei der Durchführung aseptischer Arbeitsgänge sollten häufige Kontrollen, beispielsweise unter Verwendung von Petrischalen, und Entnahmen von volumetrischen Luft- und Oberflächenproben durchgeführt werden (z. B. Tupfer und Kontaktplättchen). Die Probenahmeverfahren in operationellem Zustand sollten den Schutz der Bereiche nicht beeinträchtigen. Die Überwachungsergebnisse sollten bei der Überprüfung der Chargenunterlagen für die Freigabe des Fertigerzeugnisses berücksichtigt werden. Oberflächen und das Personal sollten nach kritischen Arbeitsgängen überwacht werden.

   Zusätzliche mikrobiologische Überwachung ist auch außerhalb der Produktionsvorgänge erforderlich, z. B. nach Validierung von Systemen, Reinigung und Desinfektion.

Empfohlene Grenzwerte für die mikrobiologische Überwachung reiner Bereiche im operationellen Zustand:

Klasse	Empfohlene Grenzwerte für die mikrobiologische Kontaminierung (a)			
	Luftprobe cfu/m^3	Petrischalen (Durchm. 90 mm) cfu/4 Stunden (b)	Kontaktplatten (Durchm. 55 mm), cfu/Platte	Handschuh-abdruck 5 Finger cfu/Handschuh
A	< 1	< 1	< 1	< 1
B	10	5	5	5
C	100	50	25	–
D	200	100	50	–

Anmerkungen:

(a) Hierbei handelt es sich um Durchschnittswerte.

(b) Einzelne Petrischalen können weniger als 4 Stunden exponiert sein.

6. Für die Ergebnisse der Partikel- und mikrobiologischen Überwachung sind geeignete Warn- und Eingriffsgrenzen festzulegen. Für den Fall, daß diese Grenzen überschritten werden, sind Verfahren für Gegenmaßnahmen anzugeben.

Isolatortechnologie

7. Die Anwendung der Isolatortechnologie, um menschliches Eingreifen in den Verarbeitungsbereichen möglichst gering zu halten, kann zu einer erheblichen Abnahme des Risikos umgebungsbedingter mikrobiologischer Kontaminierung von aseptisch hergestellten Erzeugnissen führen. Es gibt zahlreiche Modelle von Isolatoren und Transfergeräten. Der Isolator und die Hintergrundumgebung sollten so ausgelegt sein, daß die für die jeweiligen Zonen geforderte Luftqualität erreicht werden kann. Isolatoren werden aus unterschiedlichen mehr oder weniger stichfesten und leckdichten Materialien hergestellt. Transfergeräte bestehen als ein- oder doppeltürige Modelle bis hin zu völlig versiegelten Systemen mit Sterilisationsmechanismen.

   Der Transfer von Materialien in und aus Einheiten stellt eine der größten potentiellen Kontaminierungsquellen dar. Im allgemeinen ist die Zone innerhalb des Isolators der Bereich, der den Tätigkeiten mit hohem Risiko vorbehalten ist, obwohl anerkannt ist, daß laminare Luftströmung nicht im Arbeitsbereich solcher Geräte erlaubt ist. Die für den Hintergrundbereich geforderte Klassifizierung der Luft hängt von der Auslegung des Isolators und seiner Anwendung ab. Die Luftqualität sollte überwacht werden und für aseptische Verfahren zumindest der Klasse D entsprechen.

8. Die Isolatoren sollten erst nach geeigneter Validierung eingeführt werden. Bei der Validierung sind alle kritischen Faktoren der Isolatortechnologie zu berücksichtigen, z. B. Luftqualität innerhalb und außerhalb (Hintergrund) des Isolators, Desinfizierung, Transfer und Unversehrtheit des Isolators.

9. Die Überwachung sollte routinemäßig durchgeführt werden und häufige Tests auf Leckdichte des Isolators und des Handschuh/Ärmel-Systems umfassen.

Blas-/Füll-/Versiegelungstechnologie

10. Die Blas-/Füll-/Versiegelungseinheiten sind vollautomatische Maschinen, in denen in einem kontinuierlichen Arbeitsgang Behältnisse aus einem thermoplastischen Granulat geformt, gefüllt und versiegelt werden. Die Blas-/Füll-/Versiegelungsanlage, die zur aseptischen Herstellung verwendet wird und mit einer effizienten Luftdusche der Luftqualität Klasse A ausgestattet ist, kann in einer Umgebung von mindestens Klasse C installiert werden, sofern Schutzkleidung der Klasse A/B getragen wird. Die Umgebung sollte im nichtoperationellen Zustand den Grenzwerten für lebende und nichtlebende Verunreinigungen und im operationellen Zustand lediglich den Grenzwerten für lebende Verunreinigungen entsprechen. Die Blas-/Füll-/Versiegelungsanlage, die zur Herstellung von im verschlossenen Endbehältnis sterilisierten Erzeugnissen verwendet wird, sollte in einer Umgebung von mindestens Klasse D installiert werden.

    Wegen dieser speziellen Technologie ist zumindest besonders auf folgende Einzelheiten zu achten: Auslegung und Qualifikation der Anlage, Validierung und Reproduzierbarkeit der Reinigung und Sterilisierung vor Ort, Hintergrundumgebung des reinen Bereichs, in dem sich die Anlage befindet, Schulung und Bekleidung des Bedienungspersonals sowie Eingreifen in der kritischen Zone der Anlage, einschließlich aseptischer Montage vor Beginn des Abfüllvorgangs.

Im verschlossenen Endbehältnis sterilisierte Erzeugnisse

11. Die Zubereitung der Bestandteile und der meisten Erzeugnisse sollte zumindest in einer Umgebung der Reinheitsklasse D erfolgen, um das Risiko der Kontamination mit Mikroorganismen und Partikeln gering zu halten und eine geeignete Umgebung für Filtration und Sterilisation zu schaffen. Bei Erzeugnissen, die ein hohes oder außergewöhnliches Risiko einer Kontamination durch Mikroorganismen aufweisen (weil sie beispielsweise deren Wachstum aktiv unterstützen oder vor der Sterilisation lange Zeit aufbewahrt werden müssen bzw. notwendigerweise vorwiegend nicht in geschlossenen Gefäßen hergestellt werden), sollte die Zubereitung in einer Umgebung der Reinheitsklasse C erfolgen.

    Das Abfüllen von im verschlossenen Endbehältnis sterilisierten Erzeugnissen sollte zumindest in einer Umgebung der Reinheitsklasse C erfolgen.

    Wenn das Erzeugnis ein ungewöhnliches Risiko für umgebungsbedingte Kontaminierung aufweist, weil beispielsweise der Füllvorgang langsam ist oder weithalsige Behältnisse verwendet werden bzw. das Erzeugnis notwendigerweise für mehr als einige Sekunden vor dem Versiegeln exponiert ist, sollte der Füllvorgang in einer Zone der Reinheitsklasse A mit einem Hintergrundbereich von mindestens Klasse C erfolgen. Die Zubereitung und Abfüllung von Salben, Cremes, Suspensionen und Emulsionen sollten vor der Sterilisation im verschlossenen Endbehältnis in der Regel unter Bedingungen der Reinheitsklasse C erfolgen.

Aseptische Zubereitung

12. Die Bestandteile sollten nach dem Waschen in einer Umgebung von mindestens Klasse D gehandhabt werden. Die Handhabung von sterilen Ausgangsmaterialien und Bestandteilen sollte, außer wenn diese später einer Sterilisierung oder Filtrierung mittels eines Mikroorganismen beseitigenden Filters unterzogen werden, in einer Umgebung der Reinheitsklasse A mit einem Hintergrundbereich der Reinheitsklasse B erfolgen.

    Die Zubereitung von Lösungen, die während des Vorgangs steril filtriert werden müssen, sollte in einer Umgebung der Reinheitsklasse C erfolgen. Wenn keine Filtration erfolgt, sollte die Zubereitung von Materialien und Erzeugnissen in einer Umgebung der Reinheitsklasse A mit einem Hintergrundbereich der Klasse B erfolgen.

    Handhabung und Abfüllung aseptisch zubereiteter Erzeugnisse sollten in einer Umgebung der Reinheitsklasse A mit einem Hintergrundbereich der Klasse B erfolgen.

    Vor dem endgültigen Verstöpseln sollte der Transfer von partiell verschlossenen Behältnissen, wie sie beim Gefriertrocknen verwendet werden, entweder in einer Umgebung der Reinheitsklasse A mit einem Hintergrundbereich der Klasse B oder in versiegelten Transferkörben in einer Umgebung der Reinheitsklasse B erfolgen.

    Die Zubereitung und Abfüllung von Salben, Cremes, Suspensionen und Emulsionen sollte in einer Umgebung der Reinheitsklasse A mit einem Hintergrundbereich der Reinheitsklasse B erfolgen, wenn das Erzeugnis exponiert ist und anschließend nicht gefiltert wird.

Personal

13. In reinen Bereichen sollte nur die unbedingt nötige Zahl von Personen anwesend sein; dies gilt besonders für aseptische Arbeitsvorgänge. Inspektionen und Kontrollen sollten so weit wie möglich von außen erfolgen.
14. Das gesamte in reinen Bereichen tätige Personal (einschließlich des Reinigungs- und Wartungspersonals) sollte in den für die sachgemäße Herstellung steriler Erzeugnisse wichtigen Disziplinen regelmäßig geschult werden. Die Schulung sollte auch Hygiene und Grundlagen der Mikrobiologie umfassen. Wenn nicht entsprechend geschulte betriebsfremde Personen (z. B. solche, die mit Bau- oder Wartungsarbeiten beauftragt sind) reine Bereiche betreten müssen, sollten sie sehr sorgfältig angewiesen und beaufsichtigt werden.
15. Personal, das mit anderen als den im laufenden Herstellungsprozeß eingesetzten tierischen Geweben oder Kulturen von Mikroorganismen arbeitet, sollte Herstellungsbereiche für sterile Erzeugnisse nicht betreten, es sei denn, daß strenge und klar definierte Zugangsverfahren eingehalten wurden.
16. Ein hoher Standard an persönlicher Hygiene und Sauberkeit ist unentbehrlich. Das mit der Herstellung von sterilen Zubereitungen befaßte Personal sollte angewiesen werden, alle Umstände zu melden, die zu einer Freisetzung von nach Zahl oder Art ungewöhnlichen Verunreinigungen führen können. Regelmäßige Gesundheitskontrollen hierauf sind wünschenswert. Eine hierfür benannte zuständige Person sollte entscheiden,

welche Maßnahmen gegenüber Mitarbeitern ergriffen werden müssen, von denen ein nicht vertretbares mikrobiologisches Risiko ausgehen könnte.

17. Umkleiden und Waschen sollten nach schriftlich festgelegten Verfahren erfolgen, um die Kontamination der für reine Bereiche bestimmten Kleidung oder das Einschleusen von Verunreinigungen in die reinen Bereiche möglichst gering zu halten.

18. Armbanduhren, Make-up und Schmuck sind in reinen Bereichen nicht gestattet.

19. Die Kleidung und deren Qualität müssen dem Arbeitsvorgang und der Reinheitsklasse des Arbeitsbereichs angepaßt sein. Sie ist so zu tragen, daß das Erzeugnis vor Kontamination geschützt ist.

    Nachfolgend wird die in den einzelnen Reinheitsklassen erforderliche Kleidung beschrieben:

    Klasse D:

    Haar und gegebenenfalls Bart sollten bedeckt sein. Es sollten allgemein übliche Schutzkleidung und geeignete Schuhe oder Überschuhe getragen werden. Geeignete Maßnahmen sollten ergriffen werden, um jegliche Kontamination von außerhalb des reinen Bereichs zu vermeiden.

    Klasse C:

    Haar und gegebenenfalls Bart bzw. Schnurrbart sollten bedeckt sein. Es sollte ein ein- oder zweiteiliger Anzug mit geschlossenem Bund an den Handgelenken und mit hohem Kragen sowie geeignete Schuhe oder Überschuhe getragen werden. Die Kleidungsstücke sollten keine Fasern oder Partikel abgeben.

    Klasse A/B:

    Eine Kopfbedeckung sollte Haar und gegebenenfalls Bart bzw. Schnurrbart vollständig abdecken. Sie sollte in den Kragen des Anzugs gesteckt werden. Eine Gesichtsmaske sollte getragen werden, um eine Abgabe von Tröpfchen zu verhindern. Es sollten geeignete sterilisierte, nicht gepuderte Gummi- oder Plastikhandschuhe und sterilisiertes oder desinfiziertes Schuhwerk getragen werden. Die Hosenbeine sollten in das Schuhwerk und die Ärmel in die Handschuhe gesteckt werden. Die Schutzkleidung sollte keine Fasern oder Partikel abgeben und vom Körper abgegebene Partikel zurückhalten.

20. Straßenkleidung sollte nicht in Umkleideräume gebracht werden, die zu Räumen der Reinheitsklassen B und C führen. Jedem Mitarbeiter in einem Raum der Reinheitsklasse A/B sollte für jede Arbeitsperiode oder zumindest einmal pro Tag saubere sterile (sterilisierte oder angemessen desinfizierte) Schutzkleidung zur Verfügung gestellt werden, sofern die Kontrollergebnisse dies rechtfertigen. Handschuhe sollten während der Arbeit regelmäßig desinfiziert werden. Gesichtsmasken und Handschuhe sollten zumindest für jede Arbeitsperiode gewechselt werden.

21. Reinraumkleidung sollte so gewaschen oder gereinigt und gehandhabt werden, daß sie keine zusätzlichen Verunreinigungen aufnimmt, die später wieder abgegeben werden können. Diese Vorgänge sollten schriftlich festgelegt sein. Für diese Kleidung sind separate Wasch- und Reinigungsmöglichkeiten wünschenswert. Ungeeignete Behandlung der Kleidung kann die Fasern angreifen und die Gefahr erhöhen, daß Partikel abgegeben werden.

Räumlichkeiten

22. In reinen Bereichen sollten alle exponierten Oberflächen glatt, undurchlässig und ohne Risse sein, um eine Abgabe oder Ansammlung von Partikeln oder Mikroorganismen möglichst gering zu halten und die wiederholte Anwendung von Reinigungs- und gegebenenfalls Desinfektionsmitteln zu ermöglichen.
23. Um die Ansammlung von Staub zu vermindern und das Reinigen zu erleichtern, sollten keine unzugänglichen Nischen und möglichst wenig vorstehende Leisten, Regale, Schränke und Ausrüstungsgegenstände vorhanden sein. Türen sollten so konstruiert sein, daß für die Reinigung unzugängliche Stellen vermieden werden. Schiebetüren sind aus diesem Grund unerwünscht.
24. Eingezogene Decken sollten versiegelt sein, um Verunreinigungen aus dem darüberliegenden Raum zu verhindern.
25. Rohre und Leitungen sollten so verlegt sein, daß keine schwer zu reinigenden Nischen, unversiegelte Öffnungen und Oberflächen entstehen.
26. Ausgüsse und Abflüsse sollten in für die aseptische Herstellung benutzten Bereichen der Reinheitsklasse A/B verboten sein. In anderen Bereichen sollten Luftschranken zwischen der Maschine oder dem Ausguß und den Abflüssen eingebaut sein. Im Fußboden befindliche Abflüsse in Räumen einer niedrigeren Reinheitsklasse sollten mit Geruchs- oder Wasserverschlüssen ausgestattet sein, um eine Rückströmung zu verhindern.
27. Umkleideräume sollten als Luftschleusen ausgelegt sein und so genutzt werden, daß die einzelnen Umkleidevorgänge voneinander getrennt erfolgen und auf diese Weise die Kontaminierung der Schutzkleidung mit Mikroorganismen und Partikeln möglichst gering ist. Sie sollten von gefilterter Luft wirksam durchströmt werden. Die letzte Zone des Umkleideraums sollte im nichtoperationellen Zustand dieselbe Reinheitsklasse aufweisen wie der anschließende Bereich. Zuweilen sind separate Umkleideräume zum Betreten und Verlassen der reinen Bereiche wünschenswert. Handwaschbecken sollten im allgemeinen nur in der ersten Zone der Umkleideräume vorhanden sein.
28. Luftschleusentüren sollten nicht gleichzeitig geöffnet werden. Das gleichzeitige Öffnen von mehr als einer Tür sollte durch eine Sperre oder ein visuelles und/oder akustisches Warnsystem verhindert werden.
29. Die Versorgung mit gefilterter Luft sollte so sein, daß unter allen Betriebsbedingungen gegenüber angrenzenden Bereichen mit niedrigerem Reinheitsgrad ein Überdruck aufrecht erhalten und der Bereich wirksam durchströmt wird. Angrenzende Räume unterschiedlicher Reinheitsgrade sollten einen Druckausgleich von 10 bis 15 Pascal (Richtwerte) aufweisen. Besonders zu achten ist auf den Schutz der Zone des höchsten Risikos, d. h. die unmittelbare Umgebung, der ein Erzeugnis und gereinigte Bestandteile, die mit dem Erzeugnis in Berührung kommen, ausgesetzt sind. Die verschiedenen Empfehlungen zu Luftzufuhr und Druckunterschieden müssen gegebenenfalls geändert werden, wenn die Verbindung beispielsweise pathogener, hochgiftiger, radioaktiver oder lebender viraler bzw. bakterieller Materialien oder Erzeugnisse verhindert werden muß. Bei bestimmten Arbeitsvorgängen kann eine Dekontamination der Anlagen und eine Aufbereitung der Abluft aus einem reinen Bereich erforderlich sein.

30. Es sollte nachgewiesen werden, daß die Luftführung kein Kontaminationsrisiko darstellt; z. B. sollte sichergestellt sein, daß die Luftströmung Partikel, die von einer Person abgegeben werden oder bei einer Tätigkeit bzw. an einer Maschine anfallen, nicht in eine Zone mit höherem Risiko hineinträgt.
31. Es sollte ein Warnsystem vorhanden sein, das Störungen in der Luftzufuhr meldet. Soweit ein Druckunterschied zwischen verschiedenen Bereichen wichtig ist, sollte zwischen diesen Bereichen ein Druckmeßgerät angebracht sein. Diese Druckunterschiede sollten regelmäßig aufgezeichnet oder anderweitig nachgewiesen werden.

Ausrüstung

32. Durch die Trennwand zwischen einem Bereich der Reinheitsklasse A oder B und einem Arbeitsbereich mit niedrigerem Luftreinheitsgrad sollte kein Förderband laufen, es sei denn, das Band selbst wird kontinuierlich sterilisiert (z. B. in einem Sterilisiertunnel).
33. Soweit möglich sollten Ausrüstung, Armaturen und Bedienungselemente so ausgelegt und installiert sein, daß Bedienungsvorgänge, Wartungs- und Reparaturarbeiten außerhalb des reinen Bereichs vorgenommen werden können. Wenn eine Sterilisierung erforderlich ist, sollte dies möglichst erst nach vollständiger Installation erfolgen.
34. Wenn eine Wartung der Ausrüstung innerhalb des reinen Bereichs durchgeführt wurde, sollte der Raum gereinigt, desinfiziert und/oder gegebenenfalls sterilisiert werden, bevor der Betrieb wieder aufgenommen wird, wenn die geforderten Standards hinsichtlich Sauberkeit und/oder Asepsis während der Wartungsarbeiten nicht aufrechterhalten wurden.
35. Wasseraufbereitungs- und Verteilungsanlagen sollten so ausgelegt, konstruiert und gewartet werden, daß Wasser von geeigneter Qualität zuverlässig erzeugt wird. Sie sollten nicht über die vorgesehene Kapazität hinaus betrieben werden. Wasser für Injektionen sollte so aufbereitet, gelagert und verteilt werden, daß mikrobielles Wachstum verhindert wird. Dies wird z. B. durch konstante Zirkulation bei Temperaturen über 70 °C erreicht.
36. Die gesamte Ausrüstung, einschließlich der Sterilisatoren, Luftaufbereitungs-, Filtrations- und Ventilationssysteme sowie Gasfilter, Wasseraufbereitungs-, erzeugungs-, speicher- und verteilungssysteme, sollte nach Plan gewartet und validiert werden. Ihre Wiederverwendung sollte genehmigt werden.

Betriebshygiene

37. Die Betriebshygiene in reinen Bereichen ist besonders wichtig. Diese sollten gründlich nach einem schriftlich festgelegten Programm gereinigt werden. Wenn Desinfektionsmittel verwendet werden, sollten mehrere Typen eingesetzt werden. Es sollten regelmäßige mikrobiologische Kontrollen erfolgen, um die Entwicklung resistenter Stämme aufzudecken.
38. Desinfektionsmittel und Detergenzien sollten auf mikrobiologische Verunreinigungen überprüft werden. Verdünnungen sollten in vorher gereinigten Behältnissen aufbewahrt und nicht über lange Zeit gelagert werden, wenn sie nicht sterilisiert sind. In Bereichen der Reinheitsklassen A und B verwendete Desinfektionsmittel und Detergenzien sollten vor Gebrauch sterilisiert werden.

39. Begasung von reinen Bereichen kann nützlich sein, um eine mikrobiologische Kontamination an unzugänglichen Stellen zu verringern.

Verarbeitungsverfahren

40. In allen Verarbeitungsphasen, einschließlich der der Sterilisierung vorangehenden Phasen, sollten Vorkehrungen getroffen werden, um eine Kontaminierung möglichst gering zu halten.
41. Mikrobiologische Präparate sollten nicht in Bereichen angefertigt oder abgefüllt werden, in denen andere Arzneimittel verarbeitet werden; allerdings können Impfstoffe aus abgetöteten Organismen oder aus Bakterienextrakten nach der Inaktivierung in denselben Räumen abgefüllt werden wie andere sterile Arzneimittel.
42. Aseptische Verfahren sollten validiert werden, wobei ein Nährmedium zu verwenden ist, um den durchzuführenden Prozeß zu simulieren. Die Form des verwendeten Nährmediums sollte allgemein der Darreichungsform des Erzeugnisses entsprechen. Der Verfahrenssimulierungstest sollte das routinemäßig durchgeführte aseptische Herstellungsverfahren möglichst weitgehend simulieren und alle kritischen aufeinanderfolgenden Herstellungsstufen umfassen. Die Verfahrenssimulierung sollte in bestimmten Abständen und nach signifikanten Änderungen von Ausrüstung und Verfahren wiederholt werden. Die Zahl der für ein Nährmedium verwendeten Behältnisse sollte ausreichend sein, damit eine gültige Bewertung durchgeführt werden kann. Für kleine Chargen sollte die Zahl der für das Nährmedium verwendeten Behältnisse zumindest der Größe der Erzeugnischarge entsprechen. Die Kontaminierungsrate sollte unter 0,1 % bei einem Vertrauensbereich von 95 % liegen.
43. Es sollte dafür Sorge getragen werden, daß Validierungen nicht die Verarbeitungsverfahren gefährden.
44. Ausgangswasser, Wasseraufbereitungsanlagen und aufbereitetes Wasser sollten regelmäßig auf chemische und biologische Verunreinigungen sowie gegebenenfalls auf Endotoxine überprüft werden. Aufzeichnungen über die Ergebnisse dieser Kontrollen und über jede durchgeführte Maßnahme sollten aufbewahrt werden.
45. Bei den Tätigkeiten in reinen Bereichen und besonders während aseptischer Arbeitsvorgänge sollte es nur ein Minimum an Aktivität geben. Das Personal sollte sich kontrolliert und methodisch bewegen, um eine übermäßige Abgabe von Partikeln und Organismen durch übertriebene Aktivität zu vermeiden. Die Raumtemperatur und -feuchtigkeit sollten wegen der Art der Schutzkleidung nicht zu hoch sein.
46. Die Ausgangsstoffe sollten nur minimal mikrobiell verunreinigt sein. In den Spezifikationen sollten Anforderungen an die mikrobiologische Qualität enthalten sein, wenn sich die Notwendigkeit hierfür aus den Kontrolluntersuchungen ergeben hat.
47. Behältnisse und Materialien, die leicht Fasern abgeben können, sollten in reinen Bereichen möglichst nicht verwendet werden.
48. Gegebenenfalls sollten Maßnahmen getroffen werden, um die Verunreinigung des Fertigerzeugnisses mit Partikeln möglichst gering zu halten.

49. Bestandteile, Behältnisse und Ausrüstung sollten nach dem letzten Reinigungsvorgang so gehandhabt werden, daß sie nicht erneut verunreinigt werden.
50. Der Zeitraum zwischen Waschen, Trocknen und Sterilisation sowie zwischen Sterilisation und Gebrauch von Bestandteilen, Behältnissen und Ausrüstung sollte so kurz wie möglich und entsprechend den Lagerungsbedingungen befristet sein.
51. Der Zeitraum zwischen dem Beginn der Zubereitung einer Lösung und ihrer Sterilisation oder Filtration durch ein Bakterien zurückhaltendes Filter sollte so kurz wie möglich sein. Je nach Zusammensetzung und vorgeschriebenen Lagerungsbedingungen sollte für jedes Erzeugnis ein zulässiger Höchstwert festgelegt sein.
52. Die mikrobiologische Verunreinigung sollte vor der Sterilisation kontrolliert werden. Sie sollte unmittelbar vor der Sterilisation einen Grenzwert nicht überschreiten, der unter Berücksichtigung der Wirksamkeit der angewandten Methode anzusetzen ist. Gegebenenfalls ist die Abwesenheit von Pyrogenen zu kontrollieren. Alle Lösungen, insbesondere großvolumige Infusionslösungen, sollten einer Filtration unterzogen werden, bei der Mikroorganismen zurückgehalten werden, wenn möglich unmittelbar vor dem Abfüllen.
53. Bestandteile, Behältnisse, Ausrüstung und alle sonstigen Gegenstände, die in einem reinen Bereich benötigt werden, in dem aseptisch gearbeitet wird, sollten sterilisiert und durch zweitürige in die Wand eingelassene Sterilisatoren eingeschleust werden. Dies kann auch nach einem anderen Verfahren geschehen, wenn es gleichermaßen wirksam vor Verunreinigung schützt. Nichtbrennbare Gase sollten durch Mikroorganismen zurückhaltende Filter geleitet werden.
54. Die Wirksamkeit eines jeden neuen Verfahrens sollte validiert werden. Die Validierung sollte dann in regelmäßigen Abständen unter Berücksichtigung gewonnener Erfahrungen oder bei jeder wesentlichen Änderung des Verfahrensablaufs oder der Ausrüstung wiederholt werden.

Sterilisation

55. Alle Sterilisationsverfahren sollten validiert werden. Besondere Vorsicht ist geboten, wenn die angewandte Sterilisationsmethode nicht in der gültigen Ausgabe des Europäischen Arzneibuchs beschrieben ist, oder wenn sie für andere Erzeugnisse als einfache wäßrige oder ölige Lösungen eingesetzt wird. Wenn möglich sollte die Hitzesterilisation angewendet werden. In jedem Fall muß das gewählte Sterilisationsverfahren in Übereinstimmung mit den Zulassungsunterlagen und der Herstellungserlaubnis sein.
56. Bevor ein Sterilisationsverfahren eingeführt wird, sollte nachgewiesen werden, daß es für das Erzeugnis geeignet ist und die gewünschten Sterilisationsbedingungen in allen Teilen der Ladung jedes vorgesehenen Sterilisationsgutes erreicht werden. Dieser Nachweis sollte gegebenenfalls durch physikalische Messungen und biologische Indikatoren erfolgen. Die Gültigkeit des Verfahrens sollte in regelmäßigen Abständen, mindestens jährlich verifiziert werden und immer dann, wenn wesentliche Veränderungen an der Ausrüstung vorgenommen wurden. Die Ergebnisse sollten aufgezeichnet werden.

57. Um eine wirksame Sterilisation zu erzielen, muß die erforderliche Behandlung für das gesamte Material durchgeführt werden, und das Verfahren sollte so konzipiert sein, daß dieses Ziel mit Sicherheit erreicht wird.
58. Für alle Sterilisationsverfahren sollten validierte Ladungsmuster festgelegt werden.
59. Biologische Indikatoren sollten nur als eine zusätzliche Methode der Sterilisationskontrolle angesehen werden. Sie sollten entsprechend den Angaben des Herstellers gelagert und verwendet und positiven Qualitätskontrollen unterworfen werden. Werden biologische Indikatoren eingesetzt, sollten strenge Vorkehrungen getroffen werden, um jede mikrobiologische Kontamination durch die Indikatoren zu verhindern.
60. Nichtsterilisierte und sterilisierte Erzeugnisse sollten auf eindeutige Weise voneinander unterschieden werden. Jeder Korb, jedes Tablett oder jedes andere Behältnis mit Erzeugnissen oder Bestandteilen sollte deutlich mit dem Namen des Materials, seiner Chargennummer sowie mit dem Hinweis auf erfolgte bzw. nicht erfolgte Sterilisation gekennzeichnet sein. Es können gegebenenfalls Indikatoren, wie Autoklavenbänder verwendet werden, um anzuzeigen, ob eine Charge (oder Teilcharge) den Sterilisationsprozeß durchlaufen hat oder nicht. Diese Indikatoren geben jedoch keine zuverlässigen Hinweise darauf, ob die Charge tatsächlich steril ist.
61. Sterilisationsaufzeichnungen sollten für jeden Sterilisationsvorgang vorliegen. Sie sind als Teil des Chargenfreigabeverfahrens zu billigen.

Hitzesterilisation

62. Jeder Hitzesterilisationszyklus sollte in einem Zeit/Temperatur-Diagramm in ausreichend großem Maßstab oder mittels anderer geeigneter Geräte mit ausreichender Genauigkeit und Präzision aufgezeichnet werden. Die Position der für die Kontrolle und/oder Aufzeichnung verwendeten Temperatursonden sollte während der Validierung festgelegt und gegebenenfalls auch gegen eine zweite unabhängige an der gleichen Stelle befindliche Temperatursonde kontrolliert werden.
63. Chemische oder biologische Indikatoren können ebenfalls verwendet werden, aber sie sollten physikalische Kontrollen (Messungen) nicht ersetzen.
64. Die Aufheizzeit muß ausreichend bemessen sein, damit die gesamte Ladung die erforderliche Temperatur erreicht, bevor mit der Messung der Sterilisationszeit begonnen wird. Diese Zeit muß für jede Art Sterilisationsgut ermittelt werden.
65. Nach der Hochtemperaturphase eines Hitzesterilisationszyklus sollten Vorkehrungen getroffen werden, damit das sterilisierte Material während des Abkühlens nicht kontaminiert wird. Kühlflüssigkeit oder Kühlgase, die mit dem Erzeugnis in Berührung kommen, sollten steril sein, es sei denn, es kann nachgewiesen werden, daß kein undichtes Behältnis zur Verwendung freigegeben würde.

Feuchte Hitze

66. Um den Vorgang zu überwachen, sollten sowohl die Temperatur als auch der Druck kontrolliert werden. Kontrollinstrumente sollten normalerweise unabhängig von Überwachungsgeräten und Aufzeichnungsdiagrammen sein. Wenn für diese Anwendungen automatische Kontroll- und Überwa-

chungssysteme verwendet werden, sollten sie validiert sein, um sicherzustellen, daß kritische Verfahrensanforderungen eingehalten werden. System- und Zyklusfehler sollten vom System registriert und vom Bedienungspersonal festgestellt werden. Die Aufzeichnungen des unabhängigen Temperaturanzeigers sollten routinemäßig während der gesamten Sterilisationszeit mit dem Diagrammschreiber verglichen werden. Bei Sterilisatoren mit einem Abfluß am Kammerboden kann es auch nötig sein, die Temperatur während der Sterilisation an dieser Stelle aufzuzeichnen. Wenn der Zyklus auch eine Vakuumphase umfaßt, sollte die Kammer regelmäßig auf ihre Dichtigkeit geprüft werden.

67. Sterilisiergut sollte, soweit es sich nicht um Produkte in dicht verschlossenen Behältnissen handelt, in Material eingepackt sein, das die Entfernung der Luft und das Eindringen von Dampf erlaubt, aber eine Rekontamination nach der Sterilisation verhindert. Alle Teile der Ladung sollten bei der erforderlichen Temperatur für die erforderliche Zeit mit dem Sterilans in Kontakt sein.

68. Es sollte sichergestellt werden, daß der für die Sterilisation verwendete Dampf von geeigneter Qualität ist und keine Zusätze in Mengen enthält, die eine Kontamination des Erzeugnisses oder der Ausrüstung verursachen könnten.

Trockene Hitze

69. Das angewandte Verfahren sollte die Luftzirkulation innerhalb der Kammer und die Aufrechterhaltung eines Überdrucks beinhalten, um das Eindringen von unsteriler Luft zu verhindern. Wenn Luft zugeführt wird, sollte diese durch ein HEPA-Filter geleitet werden. Wenn mit dieser Methode auch Pyrogene entfernt werden sollen, sollten auch Belastungstests mit Endotoxinen als Teil der Validierung durchgeführt werden.

Strahlensterilisation

70. Die Strahlensterilisation wird hauptsächlich zur Sterilisation hitzeempfindlicher Materialien und Erzeugnisse eingesetzt. Viele Arzneimittel und einige Verpackungsmaterialien sind strahlungsempfindlich. Daher ist diese Methode nur zulässig, wenn experimentell bestätigt wurde, daß das Erzeugnis nicht nachteilig beeinflußt wird. UV-Bestrahlung ist in der Regel keine annehmbare Sterilisationsmethode.

71. Während des Sterilisationsverfahrens sollte die Strahlendosis gemessen werden. Zu diesem Zweck sollten von der Dosierung unabhängige Dosimeter verwendet werden, die die vom Erzeugnis selbst empfangene Dosis quantitativ erfassen. Dosimeter sollten in ausreichender Zahl nahe genug beieinander in die Ladung eingebracht werden, um zu gewährleisten, daß sich immer ein Dosimeter in der Strahlenquelle befindet. Sofern Plastikdosimeter eingesetzt werden, sollten diese innerhalb ihrer Kalibrierungsfrist verwendet werden. Die Dosimeter sollten innerhalb kurzer Zeit, nachdem sie der Strahlung ausgesetzt waren, abgelesen werden.

72. Biologische Indikatoren können als zusätzliche Kontrolle verwendet werden.

73. Validierungsverfahren sollten sicherstellen, daß die Auswirkungen von Änderungen der Beladungsdichte (Packungen) berücksichtigt werden.

74. Die Verfahren für die Handhabung der Materialien sollten Verwechslungen von bestrahlten und nicht bestrahlten Materialien verhindern. Strahlungsempfindliche Farbscheiben sollten ebenfalls auf jeder Packung verwendet werden, um zwischen bestrahlten und nicht bestrahlten Packungen zu unterscheiden.

75. Die gesamte Strahlendosis sollte innerhalb einer im voraus festgelegten Zeitspanne verabreicht werden.

Ethylenoxid-Sterilisation

76. Diese Methode sollte nur eingesetzt werden, wenn keine andere anwendbar ist. Während der Prozeßvalidierung sollte nachgewiesen werden, daß das Erzeugnis nicht beschädigt wird und Entgasungsbedingungen und -zeit so gewählt sind, daß Rückstände an Gas und Reaktionsprodukten auf ein festgelegtes und für das jeweilige Erzeugnis oder Material akzeptables Niveau reduziert werden.

77. Der direkte Kontakt zwischen Gas und Zellen von Mikroorganismen ist ausschlaggebend. Vorsichtsmaßnahmen sollten getroffen werden, um das Vorhandensein von Organismen zu verhindern, die in Materialien wie Kristallen oder getrocknetem Protein eingeschlossen sein könnten. Art und Menge des Verpackungsmaterials können den Vorgang wesentlich beeinflussen.

78. Bevor die Materialien dem Gas ausgesetzt werden, sollten sie ins Gleichgewicht mit der für den Prozeß erforderlichen Feuchtigkeit und Temperatur gebracht werden. Die hierfür erforderliche Zeit sollte unter Berücksichtigung der Notwendigkeit festgelegt werden, die Zeitspanne vor der Sterilisation möglichst kurz zu halten.

79. Jeder Sterilisationszyklus sollte mit geeigneten biologischen Indikatoren überwacht werden, wobei eine angemessene Zahl von Testeinheiten über die gesamte Ladung verteilt ist. Die dabei erhaltenen Informationen sollten Bestandteil des Chargenprotokolls sein.

80. Zu jedem Sterilisationszyklus sollten Aufzeichnungen über die Dauer des gesamten Zyklus, den Druck, die Temperatur und die Feuchtigkeit innerhalb der Kammer während des Prozesses sowie über die Gaskonzentration und die insgesamt verwendete Gasmenge geführt werden. Die Aufzeichnung(en) sollte(n) Bestandteil des Chargenprotokolls sein.

81. Nach der Sterilisation sollte die Ladung unter kontrollierten Bedingungen gut belüftet gelagert werden, damit die Rückstände an Gas und Reaktionsprodukten auf das festgelegte Niveau reduziert werden können. Dieser Prozeß sollte validiert werden.

Filtration von Arzneimitteln, die nicht im Endbehältnis sterilisiert werden können

82. Wenn eine Sterilisation im Endbehältnis durchgeführt werden kann, ist die alleinige Filtration nicht ausreichend. Im Hinblick auf derzeit verfügbare Methoden sollte der Dampfsterilisation der Vorzug gegeben werden. Wenn das Erzeugnis nicht im Endbehältnis sterilisiert werden kann, können Lösungen oder Flüssigkeiten durch ein steriles Filter mit einer nominellen Porengröße von 0,22 Mikron (oder weniger) oder ein anderes Filter mit

mindestens gleichen Rückhalteeigenschaften für Mikroorganismen in ein zuvor sterilisiertes Behältnis filtriert werden. Solche Filter können die meisten Bakterien und Schimmelpilze, aber nicht alle Viren oder Mykoplasmen entfernen. Eine Ergänzung des Filtrationsprozesses durch eine gewisse Hitzebehandlung sollte erwogen werden.

83. Da im Vergleich zu anderen Sterilisationsverfahren bei der Sterilisation zusätzliche potentielle Risiken bestehen, kann eine zweite Filtration unmittelbar vor der Abfüllung durch ein weiteres sterilisiertes Filter, das Mikroorganismen zurückhält, ratsam sein. Die letzte Sterilfiltration sollte so nah wie möglich beim Abfüllpunkt durchgeführt werden.
84. Die Filter sollten möglichst keine Fasern abgeben.
85. Die Unversehrtheit des sterilisierten Filters sollte vor und unmittelbar nach jeder Verwendung durch eine geeignete Methode, wie den Blasendrucktest („bubble point"-Test oder den „diffusive flow"- bzw. den „pressure hold"-Test) überprüft werden. Bei der Validierung sollten die benötigte Filtrationszeit für ein bekanntes Volumen an Bulklösung sowie der bei der Filtration anzuwendende Druckunterschied bestimmt sowie alle signifikanten Abweichungen hiervon während der routinemäßigen Herstellung aufgezeichnet und untersucht werden. Die Ergebnisse dieser Überprüfungen sollten im Chargenprotokoll festgehalten werden. Die Unversehrtheit kritischer Gas- und Luftfilter sind nach der Anwendung zu überprüfen. Die Unversehrtheit anderer Filter ist in geeigneten Abständen zu überprüfen.
86. Das gleiche Filter sollte nicht länger als einen Arbeitstag verwendet werden, es sei denn, die darüber hinausgehende Verwendung ist validiert worden.
87. Das Filter sollte das Erzeugnis durch Absorption von Inhaltsstoffen oder durch Freisetzung von Substanzen in das Erzeugnis nicht nachteilig beeinflussen.

Fertigstellung steriler Erzeugnisse

88. Behältnisse sollten nach hinreichend validierten Methoden verschlossen werden. Durch Schmelzen geschlossene Behältnisse z. B. Glas- und Plastikampullen sollten auf 100%ige Unversehrtheit getestet werden. Proben anderer Behältnisse sollten nach geeigneten Verfahren auf Unversehrtheit überprüft werden.
89. Unter Vakuum verschlossene Behälter sollten nach Ablauf einer geeigneten im voraus festgelegten Frist auf das Fortbestehen des Vakuums geprüft werden.
90. Abgefüllte Behältnisse mit Parenteralia sollten einzeln auf Fremdkontamination oder sonstige Defekte geprüft werden. Visuelle Kontrollen sollten unter geeigneten und kontrollierten Bedingungen hinsichtlich Beleuchtung und Hintergrund erfolgen. Das die Prüfung durchführende Personal sollte regelmäßigen Sehtests (gegebenenfalls mit Brille) unterzogen werden und bei der Kontrolltätigkeit häufige Pausen einlegen können. Wenn andere Prüfmethoden eingesetzt werden, sollte das Verfahren validiert sein und das ordnungsgemäße Funktionieren der Ausrüstung regelmäßig kontrolliert werden. Die Ergebnisse sind aufzuzeichnen.

Qualitätskontrolle

91. Die am Fertigerzeugnis durchgeführte Sterilitätsprüfung sollte nur als letzte einer Reihe von Kontrollmaßnahmen zur Gewährleistung der Sterilität betrachtet werden. Der Test sollte für das(die) betreffende(n) Erzeugnis(se) validiert sein.
92. In den Fällen, in denen eine parametrische Freigabe zugelassen wurde, sollte besonderer Wert auf die Validierung und Überwachung des gesamten Herstellungsverfahrens gelegt werden.
93. Die für die Prüfung auf Sterilität entnommenen Proben sollten für die gesamte Charge repräsentativ sein, jedoch insbesondere auch Proben umfassen, die Teile von Chargen enthalten, für die das größte Kontaminationsrisiko anzunehmen ist.

    Zum Beispiel sollten:

    a) bei aseptisch abgefüllten Erzeugnissen die Proben Behältnisse einschließen, die zu Anfang und zum Ende der Charge und nach jeder wesentlichen Arbeitsunterbrechung abgefüllt wurden;
    b) bei im Endbehältnis hitzesterilisierten Erzeugnissen Proben vom potentiell kältesten Teil der Ladung entnommen werden.

2. Ergänzende Leitlinien für die Herstellung von biologischen Arzneimitteln zur Anwendung beim Menschen

Anwendungsbereich: Die zur Herstellung biologischer Arzneimittel angewandten Methoden bestimmen in entscheidendem Maße die geeigneten behördlichen Kontrollen. Biologische Arzneimittel können deshalb weitgehend unter Hinweis auf ihre Herstellungsmethode definiert werden. In den Anwendungsbereich dieses Anhangs fallen biologische Arzneimittel, die nach folgenden Methoden[1] hergestellt werden:

a) Mikrobielle Kulturen, mit Ausnahme der mit DNS-Rekombinationstechniken (rDNS-Techniken) gewonnenen;

b) Mikrobielle Kulturen und Zellkulturen, einschließlich der mit Hilfe der rDNS- oder der Hybridomtechniken gewonnenen;

c) Extraktion aus biologischen Geweben;

d) Vermehrung von lebenden Agenzien in Embryonen oder Tieren.

(Auf die Produkte der Kategorie a) müssen nicht notwendigerweise alle in diesem Anhang behandelten Aspekte zutreffen.)

Anmerkung: Bei der Erstellung dieser Leitlinien sind die von der WHO vorgeschlagenen allgemeinen Anforderungen an Hersteller und Kontrolllaboratorien berücksichtigt worden.

Die vorliegenden Leitlinien enthalten keine detaillierten Anforderungen für spezielle Kategorien biologischer Arzneimittel. Dazu wird auf andere vom Ausschuß für Arzneispezialitäten (CPMP) herausgegebene Leitlinien verwiesen, z. B. auf die Leitlinie zu monoklonalen Antikörpern sowie zu Arzneimitteln, die mit DNS-Rekombinationstechniken gewonnen werden („Die Regelung der Arzneimittel in der Europäischen Gemeinschaft", Band III).

Grundsätze

Bei der Herstellung biologischer Arzneimittel sind einige spezifische Überlegungen anzustellen, die sich aus der Beschaffenheit der Produkte und der Verfahren ergeben. Die Art und Weise der Produktion, Kontrolle und Verabreichung biologischer Arzneimittel macht bestimmte Vorsichtsmaßnahmen erforderlich.

Im Gegensatz zur Produktion konventioneller Arzneimittel, bei der chemische und physikalische Verfahren angewandt werden, die einen hohen Grad an Gleichförmigkeit der Chargen ermöglichen, kommen bei der Produktion biologischer Arzneimittel biologische Prozesse und Materialien zur Anwendung,

[1] Zu den nach diesen Methoden hergestellten biologischen Arzneimitteln gehören: Impfstoffe, Immunsera, Antigene, Hormone, Zytokine, Enzyme und andere Fermentationsprodukte (darunter monoklonale Antikörper und mit Hilfe der rDNS-Techniken gewonnene Produkte).

so z. B. die Züchtung von Zellen oder die Extraktion von Material aus lebenden Organismen. Diese biologischen Prozesse können gewisse inhärente Unterschiede aufweisen, so daß Art und Umfang von Nebenprodukten unterschiedlich sein können. Darüber hinaus stellen die für diese Züchtungsprozesse verwendeten Materialien gute Substrate für das Wachstum mikrobieller Kontaminanten dar.

Bei der Prüfung biologischer Arzneimittel kommen gewöhnlich biologische Analysenverfahren zur Anwendung, die eine größere Schwankungsbreite aufweisen als physikalisch-chemische Bestimmungsverfahren. Daher kommt Inprozeßkontrollen bei der Herstellung biologischer Arzneimittel eine wichtige Rolle zu.

Personal

1. Das gesamte Personal der Bereiche, in denen biologische Arzneimittel hergestellt werden (einschließlich der Kräfte für Reinigung, Wartung oder Qualitätskontrolle), sollte eine zusätzliche Ausbildung erhalten, die speziell auf die hergestellten Produkte und auf die zu verrichtende Tätigkeit ausgerichtet ist. Den Mitarbeitern sollten entsprechende Kenntnisse und eine Ausbildung in Hygiene und Mikrobiologie vermittelt werden.
2. Die für die Produktion und Qualitätskontrolle verantwortlichen Personen sollten über ausreichende Grundkenntnisse in den einschlägigen wissenschaftlichen Disziplinen verfügen, z. B. in Bakteriologie, Biologie, Biometrie, Chemie, Medizin, Pharmazie, Pharmakologie, Virologie, Immunologie und Tiermedizin, verbunden mit ausreichenden praktischen Erfahrungen, um ihre Leitungsfunktion für den jeweiligen Prozeß ausüben zu können.
3. Für die Unbedenklichkeit des Produkts ist auch der immunologische Status der Beschäftigten zu berücksichtigen. Sämtliche in der Produktion, bei der Wartung, bei der Prüfung und in der Tierpflege beschäftigten Personen (einschließlich der Inspektoren) sollten erforderlichenfalls mit geeigneten speziellen Impfstoffen geimpft werden und sich regelmäßigen Gesundheitskontrollen unterziehen. Über das naheliegende Problem der Exposition von Mitarbeitern gegenüber infektiösen Erregern, stark wirksamen Toxinen oder Allergenen hinaus ist es nicht weniger wichtig, die Gefahr der Verunreinigung einer Produktionscharge mit infektiösen Erregern zu vermeiden. Besuchern sollte der Zugang zu den Produktionsbereichen in der Regel verwehrt sein.
4. Jede Änderung des immunologischen Status von Mitarbeitern, die die Qualität des Produkts beeinträchtigen könnte, sollte eine Beschäftigung der jeweiligen Personen im Produktionsbereich ausschließen. In der Produktion von BCG-Impfstoff und Tuberkulinpräparaten sollte ausschließlich Personal beschäftigt werden, das durch regelmäßige Überprüfung seines immunologischen Status oder durch Thoraxröntgenuntersuchungen sorgfältig kontrolliert wird.
5. Im Laufe eines Arbeitstages sollte das Personal nicht aus Bereichen, in denen eine Exposition gegenüber lebenden Mikroorganismen oder Tieren möglich ist, in Bereiche überwechseln, in denen mit anderen Produkten oder anderen Mikroorganismen gearbeitet wird. Wenn ein solcher Wechsel

unvermeidlich ist, sollten die Mitarbeiter dieser Produktionsbereiche eindeutig definierte Dekontaminationsmaßnahmen ausführen, einschließlich des Wechselns der Kleidung und des Schuhwerkes sowie, falls erforderlich, des Duschens.

Räumlichkeiten und Ausrüstung

6. Der Grad der Umgebungskontrolle auf partikuläre und mikrobielle Kontamination sollte dem jeweiligen Produkt und Produktionsschritt angepaßt sein; dabei sollten das Kontaminationsniveau der Ausgangsstoffe und das Risiko für das Fertigprodukt berücksichtigt werden.
7. Die Gefahr einer Kreuzkontamination zwischen biologischen Arzneimitteln, insbesondere während derjenigen Herstellungsstufen, in denen lebende Mikroorganismen verwendet werden, kann zusätzliche Vorsichtsmaßnahmen im Hinblick auf die Einrichtungen und Ausrüstungen erforderlich machen, so z. B. die Verwendung besonderer Einrichtungen und Ausrüstungen, die Produktion in Kampagnen und die Verwendung geschlossener Systeme. Der Grad der Trennung, der zur Vermeidung einer Kreuzkontamination erforderlich ist, wird durch die Beschaffenheit des Produkts und durch die verwendete Ausrüstung bestimmt.
8. Zur Produktion von BCG-Impfstoff und zum Umgang mit lebenden Mikroorganismen, die bei der Herstellung von Tuberkulinpräparaten Anwendung finden, sollten grundsätzlich besondere Einrichtungen verwendet werden.
9. Besondere Einrichtungen sollten für den Umgang mit Bacillus anthracis, Clostridium botulinum und Clostridium tetani bis zum Abschluß des Inaktivierungsprozesses verwendet werden.
10. Produktion in Kampagnen kann für andere sporenbildende Mikroorganismen unter der Voraussetzung zulässig sein, daß die Einrichtungen nur für diese Produktgruppe verwendet werden und zur selben Zeit nicht mehr als ein Produkt hergestellt wird.
11. Die gleichzeitige Produktion mehrerer Produkte in ein und demselben Bereich unter Verwendung geschlossener Systeme von Biofermentern kann für Produkte wie monoklonale Antikörper und mittels der rDNS-Techniken gewonnene Produkte zulässig sein.
12. Die Produktionsschritte nach der Ernte können gleichzeitig in demselben Produktionsbereich ausgeführt werden, wenn geeignete Vorkehrungen zur Vermeidung einer Kreuzkontamination getroffen werden. Für abgetötete Impfstoffe und Toxoide sollten solche parallelen Produktionsschritte erst nach der Inaktivierung der Kultur oder nach der Entgiftung durchgeführt werden.
13. Zur Verarbeitung steriler Produkte sollten Überdruckbereiche verwendet werden, während in bestimmten Bereichen, in denen die Gefahr einer Exposition gegenüber den Erregern besteht, aus Sicherheitsgründen ein Unterdruck zulässig ist.

    Soweit Unterdruckbereiche oder Sicherheitswerkbänke zum aseptischen Arbeiten verwendet werden, sollten diese von einer sterilen Überdruckzone umgeben sein.

14. Jeder Herstellungsbereich sollte eine eigene Luftfiltrationseinheit besitzen; umgewälzte Luft sollte nicht aus Bereichen stammen, in denen mit lebenden pathogenen Erregern gearbeitet wird.

15. Anordnung und Gestaltung der Produktionsbereiche und ihrer Ausrüstung sollten eine wirksame Reinigung und Dekontamination ermöglichen (z. B. durch Begasung). Die Eignung der Reinigungs- und Dekontaminationsverfahren sollte validiert werden.

16. Die beim Arbeiten mit lebenden Mikroorganismen eingesetzte Ausrüstung sollte so ausgelegt sein, daß die Kulturen während der Verarbeitung rein bleiben und durch fremde Quellen nicht kontaminiert werden.

17. Rohrleitungen, Armaturen und Belüftungsfilter sollten so konstruiert sein, daß sie leicht gereinigt und sterilisiert werden können. Dabei sollten bevorzugt In-situ-Reinigungs- und In-situ-Sterilisationssysteme verwendet werden. Die Armaturen an den Fermentern sollten vollständig dampfsterilisierbar sein. Die Belüftungsfilter sollten hydrophob und für die jeweils vorgesehene Lebensdauer validiert sein.

18. Der primäre Containmentbereich sollte so ausgelegt und geprüft sein, daß keine Gefahr einer Freisetzung besteht.

19. Ableitungen, die pathogene Mikroorganismen enthalten können, sollten wirksam dekontaminiert werden.

20. Wegen der Unterschiedlichkeit biologischer Produkte oder Prozesse müssen einige Hilfs- oder Wirkstoffe während des Produktionsprozesses zugemessen oder eingewogen werden (z. B. Puffer). In diesen Fällen können kleine Vorräte dieser Stoffe im Produktionsbereich aufbewahrt werden.

Tierställe und Tierpflege

21. Zur Herstellung einer Reihe biologischer Arzneimittel werden Tiere verwendet, so z. B. bei Polioimpfstoff (Affen), Schlangensera (Pferde und Ziegen), Tollwutimpfstoff (Kaninchen, Mäuse und Hamster) und Serumgonadotropin (Pferde). Außerdem können Tiere zur Qualitätskontrolle der meisten Sera und Impfstoffe verwendet werden, so z. B. von Pertussis-Impfstoff (Mäuse), BCG-Impfstoff (Meerschweinchen) und zur Prüfung auf Pyrogene (Kaninchen).

22. Die allgemeinen Anforderungen an die Tierställe sowie an die Pflege und die Quarantäne von Tieren sind in der Richtlinie 86/609/EWG festgelegt. Tiere, die zur Produktion und Qualitätskontrolle biologischer Arzneimittel verwendet werden, sollten von den Produktions- bzw. Qualitätskontrollbereichen getrennt gehalten werden. Der Gesundheitszustand von Tieren, die zur Gewinnung von Ausgangsstoffen dienen bzw. die für die Qualitätskontrollen und für Unbedenklichkeitsprüfungen eingesetzt werden, sollte überwacht und dokumentiert werden. Das in diesen Bereichen beschäftigte Personal muß spezielle Kleidung und die Möglichkeit zum Wechsel der Kleidung haben. Sofern Affen zur Produktion oder Qualitätskontrolle biologischer Arzneimittel verwendet werden, gelten besondere Vorschriften entsprechend den geltenden WHO-Anforderungen an biologische Substanzen Nr. 7.

Dokumentation

23. In den Spezifikationen für biologische Ausgangsstoffe können zusätzliche Angaben zu Quelle, Ursprung, Herstellungsverfahren und zu den angewandten Kontrollen, insbesondere zu den mikrobiologischen Kontrollen, erforderlich sein.
24. Spezifikationen sind bei biologischen Arzneimitteln routinemäßig für Zwischenprodukte und Bulkware erforderlich.

Produktion

Ausgangsstoffe

25. Quelle, Ursprung und Eignung der Ausgangsstoffe sollten klar definiert werden. Bei zeitaufwendigen Prüfungen kann es zulässig sein, mit der Verarbeitung der Ausgangsstoffe zu beginnen, bevor die Prüfergebnisse vorliegen. In solchen Fällen ist die Freigabe eines Fertigprodukts davon abhängig, ob die Ergebnisse dieser Prüfungen zufriedenstellend ausfallen.
26. Wenn die Ausgangsstoffe sterilisiert werden müssen, sollte die Sterilisation nach Möglichkeit durch Hitze erfolgen. Soweit erforderlich, können zur Inaktivierung der biologischen Materialien auch andere geeignete Verfahren verwendet werden (z. B. Strahlenbehandlung).

Saatkulturen und Zellbänke

27. Um unerwünschte Veränderungen von Eigenschaften durch wiederholte Subkulturen oder multiple Passagen zu vermeiden, sollte bei der Produktion biologischer Arzneimittel aus mikrobiellen Kulturen oder Zellkulturen oder durch Vermehrung in Embryonen und Tieren ein System von primären und sekundären Saatkulturen („master and working seed lots“) und/oder Zellbänken („master and working cell banks“) verwendet werden.
28. Die Anzahl der Generationen (Populationsdopplungen, Passagen) zwischen der Saatkultur bzw. Zellbank und dem Fertigprodukt sollte mit den Angaben im Zulassungsantrag übereinstimmen. Dieses Verhältnis sollte auch bei Umstellung der Produktion auf einen größeren Maßstab („scaling-up“) nicht verändert werden.
29. Die Saatkulturen und Zellbänke sollten hinreichend charakterisiert und auf Verunreinigungen geprüft werden. Ihre Eignung für den Gebrauch sollte durch Prüfung der nachfolgenden Produktchargen auf Gleichförmigkeit ihrer Eigenschaften und Qualität dargelegt werden. Die Saatkulturen und Zellbänke sollten so etabliert, gelagert und verwendet werden, daß die Risiken einer Kontamination oder Veränderung so gering wie möglich bleiben.
30. Die Saatkultur und die Zellbank sollten in einer entsprechend kontrollierten Umgebung etabliert werden, damit sie selbst und ggf. das Personal geschützt werden. Gleichzeitig mit der Etablierung einer Saatkultur oder einer Zellbank darf im selben Bereich oder durch dieselben Personen mit keinem anderen lebenden oder infektiösen Material (z. B. Viren, Zellinien oder Zellstämmen) umgegangen werden.

31. Der Nachweis der Stabilität und die Ausbeute der Saatkulturen und Zellbänke sollten dokumentiert werden. Die Lagerungsbehälter sollten hermetisch verschlossen, eindeutig gekennzeichnet und bei einer geeigneten Temperatur aufbewahrt werden. Dabei sollte mit größter Sorgfalt ein Inventar geführt werden. Die Lagerungstemperatur sollte bei Gefriergeräten laufend aufgezeichnet und der Füllstand bei Flüssigstickstoff ordnungsgemäß kontrolliert werden. Jede Abweichung von den festgesetzten Grenzwerten und jede vorgenommene Korrektur sollten dokumentiert werden.
32. Jeder Umgang mit dem Material sollte ausschließlich dem dazu befugten Personal unter der Kontrolle einer verantwortlichen Person gestattet sein. Der Zugang zu gelagertem Material sollte kontrolliert werden. Unterschiedliche Saatkulturen oder Zellbänke sollten so gelagert werden, daß Verwechslung oder Kreuzkontamination vermieden wird. Es ist wünschenswert, die Saatkulturen und die Zellbänke aufzuteilen und die Teilmengen an verschiedenen Orten aufzubewahren, um die Gefahr eines Gesamtverlustes so gering wie möglich zu halten.
33. Sämtliche Behältnisse der primären und sekundären Zellbänke und Saatkulturen sollten den gleichen Lagerungsbedingungen ausgesetzt sein. Sie sollten nach ihrer Entnahme aus dem Lager nicht wieder dorthin zurückgegeben werden.

Arbeitsprinzipien

34. Die wachstumsfördernden Eigenschaften der Kulturmedien sollen belegt sein.
35. Die Zugabe von Materialien oder Kulturen in die Fermenter und andere Gefäße und die Probenahme sollten unter sorgfältig kontrollierten Bedingungen vorgenommen werden, um diese frei von Verunreinigungen zu halten. Dabei ist Sorge zu tragen, daß die Gefäße vor der Zugabe oder Probenahme ordnungsgemäß verbunden wurden.
36. Das Zentrifugieren und Mischen von Produkten kann zur Aerosolbildung führen; diese Vorgänge sind deshalb absolut abzuschirmen, um die Übertragung lebender Mikroorganismen zu verhindern.
37. Falls möglich, sollten die Medien in situ sterilisert werden. Soweit möglich, sollten für die routinemäßige Zugabe von Gasen, Medien, Säuren oder Laugen, Antischaummitteln usw. in die Fermenter In-line-Sterilfilter verwendet werden.
38. Jede erforderliche Virusentfernung oder -inaktivierung sollte sorgfältig validiert werden (vgl. Leitlinien des Ausschusses für Arzneispezialitäten).
39. Wenn eine Virusentfernung oder -inaktivierung im Verlauf der Herstellung vorgenommen wird, sollten Maßnahmen getroffen werden, um zu verhindern, daß behandelte Produkte durch unbehandelte wieder kontaminiert werden.
40. Für chromatographische Trennungen wird eine breite Auswahl von Ausrüstungen verwendet; diese Ausrüstungen sollten im allgemeinen ausschließlich zur Reinigung jeweils eines einzigen Produkts eingesetzt und zwischen der Behandlung verschiedener Chargen sterilisiert oder desinfiziert werden. Die Verwendung ein und derselben Ausrüstung in unterschiedlichen

Produktionsstufen sollte vermieden werden. Für die Säulen sollten die Anforderungen, die Lebensdauer und die Desinfektions- bzw. Sterilisationsverfahren festgelegt werden.

Qualitätskontrolle

41. Inprozeßkontrollen spielen eine besonders wichtige Rolle bei der Sicherung einer gleichbleibenden Qualität biologischer Arzneimittel. Diejenigen Kontrollen, die hinsichtlich der Qualität entscheidend sind (z. B. Virusentfernung), jedoch nicht am Fertigprodukt vorgenommen werden können, sollten in einer geeigneten Produktionsphase durchgeführt werden.
42. Es kann erforderlich sein, Proben von Zwischenprodukten in ausreichender Menge und unter geeigneten Lagerungsbedingungen zurückzubehalten, um die Wiederholung oder Bestätigung einer Chargenkontrolle zu ermöglichen.
43. Eine laufende Kontrolle bestimmter Produktionsprozesse, z. B. der Fermentation, ist erforderlich. Die entsprechenden Daten sollten in die Dokumentation der Charge eingehen.
44. Wenn Dauerkulturen verwendet werden, sollte den Anforderungen an die Qualitätskontrolle, die sich aus diesem Produktionsverfahren ergeben, besondere Aufmerksamkeit geschenkt werden.

3. Ergänzende Leitlinien für die Herstellung von Radiopharmaka

Begriffsbestimmung

Radiopharmaka sind pharmazeutische Produkte, die in gebrauchsfertiger Form ein oder mehrere Radionuklide (radioaktive Isotope) für medizinische Zwecke enthalten.

Grundsätze

Die Herstellung von und der Umgang mit Radiopharmaka bergen potentielle Risiken. Die Art der Strahlung und die Halbwertszeiten der radioaktiven Isotope sind Parameter, die den Grad des Risikos bestimmen. Besondere Aufmerksamkeit ist der Vermeidung von Kreuzkontamination, dem Zurückhalten von Radionuklid-Kontaminanten und der Abfallentsorgung beizumessen. Die bei der Herstellung von Radiopharmaka oft kleinen Produktchargen erfordern besondere Aufmerksamkeit. Aufgrund ihrer kurzen Halbwertszeit werden einige Radiopharmaka schon vor Beendigung bestimmter Qualitätsprüfungen freigegeben. In diesem Fall ist es besonders wichtig, die Wirksamkeit des Qualitätssicherungssystems ständig neu zu bewerten.

Hinweis:

Die Herstellung von Radiopharmaka muß in Übereinstimmung mit dem Leitfaden einer Guten Herstellungspraxis sowie gegebenenfalls mit den anderen ergänzenden Leitlinien erfolgen, z. B. für die Herstellung steriler Produkte. Einige Punkte sind jedoch besonders auf den Umgang mit Radiopharmaka ausgerichtet und werden in diesen ergänzenden Leitlinien detaillierter beschrieben. Die Herstellung muß den Anforderungen der EURATOM-Richtlinien, in denen grundlegende Normen für den Schutz der Gesundheit der Allgemeinheit und der betroffenen Arbeitnehmer gegen die Gefahren ionisierender Strahlung festgelegt wurden, sowie den anderen einschlägigen nationalen Anforderungen entsprechen.

Personal

1. Alle Personen, einschließlich Wartungs- und Reinigungspersonal, die in Bereichen arbeiten, in denen Radiopharmaka hergestellt werden, sollten eine zusätzliche entsprechende Ausbildung erhalten. Das Personal sollte insbesondere über Strahlenschutz ausführlich informiert und angemessen ausgebildet werden.

Räumlichkeiten und Ausrüstung

2. Für die Lagerung, Verarbeitung, Verpackung und Kontrolle von Radiopharmaka sollten besondere, in sich geschlossene Räumlichkeiten zur Verfügung stehen. Die beim Herstellungsprozeß eingesetzte Ausrüstung sollte ausschließlich für Radiopharmaka verwendet werden.
3. Um ein Entweichen von Radioaktivität zu vermeiden, muß der Luftdruck in den Räumen, in denen Produkte exponiert sind, ggf. niedriger sein als in den angrenzenden Räumen. Jedoch müssen zusätzliche Maßnahmen getroffen werden, um die Produkte vor einer Kontamination aus der Umgebung zu schützen.

4. Bei sterilen Produkten muß der Arbeitsbereich, in dem Produkte oder Behältnisse möglicherweise exponiert sind, die Anforderungen erfüllen, die in den ergänzenden Leitlinien für sterile Produkte festgelegt sind. Dies kann mit Laminar-Flow (unter Verwendung von mit HEPA-Filtern gereinigter Luft) im Arbeitsbereich sowie durch den Einbau von Luftschleusen in den Zugängen erreicht werden. Vollständig in sich geschlossene Arbeitsbereiche dürften den obengenannten Anforderungen gerecht werden. Sie sollten sich in einer Umgebung befinden, die zumindest der Reinheitsklasse D entspricht.

5. Bei Luftströmen, die aus Bereichen abgezogen werden, in denen mit Radiopharmaka gearbeitet wird, sollte eine Rezirkulation vermieden werden. Die Abluft sollte so gereinigt sein, daß eine Umweltkontamination durch radioaktive Partikel und Gase ausgeschlossen wird.

   Es sollte ein Sicherheitssystem vorhanden sein, das verhindert, daß über die Abzugskanäle Luft in den reinen Bereich eindringen kann, wenn beispielsweise der Abzugsventilator nicht funktioniert.

Herstellung

6. Die gleichzeitige Herstellung verschiedener Radiopharmaka im gleichen Arbeitsbereich sollte vermieden werden, um das Risiko einer Kreuzkontamination oder Verwechslungen möglichst niedrig zu halten.

7. Die Validierung des Herstellungsprozesses, Inprozeßkontrollen und Überwachung der Prozeßparameter und der Umgebung sind besonders wichtig, wenn über Freigabe oder Ablehnung einer Charge oder eines Produktes entschieden werden muß, bevor alle Prüfungen abgeschlossen sind.

Qualitätskontrolle

8. Auch wenn Produkte vor Abschluß aller Prüfungen freigegeben werden müssen, muß eine befugte Person die Konformität der Charge formell bestätigen. In diesem Falle sollten schriftliche Anweisungen bestehen, welche Daten über die Produktion und Qualitätskontrolle vorliegen müssen, die der Freigabe der Charge zugrunde zu legen sind. Ebenso sollten Verfahren festgelegt werden, welche Maßnahmen die befugte Person zu treffen hat, falls Prüfungen nach Freigabe der Charge unbefriedigende Ergebnisse liefern.

9. Sofern in der Genehmigung für das Inverkehrbringen nichts anderes festgelegt ist, sollten von jeder Charge Rückstellmuster aufbewahrt werden.

Vertrieb und Rückruf

10. Es sollten detaillierte Vertriebsprotokolle geführt und Verfahren festgelegt werden, die Maßnahmen vorsehen, um die Verwendung fehlerhafter Radiopharmaka zu verhindern. Rückrufe sollten unverzüglich durchgeführt werden können.

4. Ergänzende Leitlinien für die Herstellung von Tierarzneimitteln außer immunologischen Tierarzneimitteln

Anmerkung: Dieser Anhang gilt für sämtliche Tierarzneimittel aus dem Anwendungsbereich der Richtlinie 81/851/EWG mit Ausnahme immunologischer Tierarzneimittel; letztere werden in einem gesonderten Anhang behandelt.

Herstellung von Vormischungen für Fütterungsarzneimittel

Im Sinne dieser ergänzenden Leitlinien ist

- ein *Fütterungsarzneimittel* jede Mischung aus einem oder mehreren Tierarzneimitteln und einem oder mehreren Futtermitteln, die vor dem Inverkehrbringen zubereitet wird und die wegen ihrer heilenden, vorbeugenden oder ihrer anderen Eigenschaften als Arzneimittel, z. B. Wiederherstellung, Korrektur oder Beeinflussung physiologischer Funktionen bei Tieren im Sinne von Artikel 1 Nummer 2 der Richtlinie 65/65/EWG ohne Veränderung zur Verfütterung an Tiere bestimmt ist;
- eine *Vormischung* für Fütterungsarzneimittel jedes Tierarzneimittel, das im voraus zum Zweck der späteren Herstellung von Fütterungsarzneimitteln hergestellt wird.

1. Bei der Herstellung von Vormischungen für Fütterungsarzneimittel müssen große Mengen pflanzlicher Materialien eingesetzt werden, bei denen die Wahrscheinlichkeit des Befalls durch Insekten und Nager gegeben ist. Die Räumlichkeiten sollten so ausgelegt, ausgestattet und betrieben werden, daß dieses Risiko auf ein Minimum reduziert wird (Punkt 3.4); darüber hinaus sollten regelmäßig Maßnahmen zur Schädlingsbekämpfung durchgeführt werden.
2. Wegen der großen Staubmengen, die während der Herstellung der Bulkware für die Vormischungen entstehen, sollte besonders darauf geachtet werden, daß eine Kreuzkontamination vermieden und die Reinigung erleichtert wird (Punkt 3.14), z. B. durch die Installation geschlossener Transportsysteme und – soweit möglich – durch Staubabsaugung.

   Die Installation dieser Systeme entbindet den Betreiber allerdings nicht von der Notwendigkeit, für eine regelmäßige Reinigung der Produktionsbereiche zu sorgen.
3. Diejenigen Herstellungsschritte, die eine signifikante Beeinträchtigung der Stabilität eines Wirkstoffes zur Folge haben können (z. B. die Verwendung von Dampf bei der Pellet-Herstellung), sollten für alle Chargen einheitlich durchgeführt werden.
4. Es sollte auch Vorsorge dafür getroffen werden, daß die Herstellung der Vormischungen in besonderen Bereichen erfolgt, die – wenn irgend möglich – nicht Teil einer größeren Herstellungsanlage sind. Eine andere Möglichkeit besteht darin, solche besonderen Bereiche mit einer Pufferzone zu umgeben, um so das Risiko einer Kontamination anderer Herstellungsbereiche auf ein Minimum zu beschränken.

Herstellung von Ektoparasitika

5. Abweichend von Punkt 3.6 können Ektoparasitika zur äußeren Anwendung bei Tieren, bei denen es sich um Tierarzneimittel handelt, die einer Genehmigung für das Inverkehrbringen bedürfen, kampagneartig in für Schädlingsbekämpfungsmittel vorgesehenen Bereichen hergestellt und abgefüllt werden. Dies gilt jedoch nicht für andere Gruppen von Tierarzneimitteln.
6. Zur Vermeidung einer Kreuzkontamination sollten geeignete validierte Reinigungsverfahren angewandt werden; es sollten Maßnahmen getroffen werden, die eine sichere Lagerung des Tierarzneimittels entsprechend den Hinweisen im Leitfaden garantieren.

Herstellung Penizillin-haltiger Tierarzneimittel

7. Die Verwendung von Penizillinen in der Tiermedizin birgt für Tiere nicht die gleichen Überempfindlichkeitsrisiken wie für Menschen. Auch wenn Berichte über einzelne Fälle von Überempfindlichkeit bei Pferden und Hunden vorliegen, gibt es doch andere Materialien, die für bestimmte Arten toxisch sind, z. B. ionophore Antibiotika für Pferde. Auf die Forderung, daß solche Produkte in speziellen, in sich geschlossenen Einrichtungen hergestellt werden (Punkt 3.6), kann – so wünschenswert sie an sich ist – im Falle von Einrichtungen verzichtet werden, die nur für die Herstellung von Tierarzneimitteln genutzt werden. Allerdings sollten alle erforderlichen Maßnahmen getroffen werden, um eine Kreuzkontamination und jede Gefahr für die Sicherheit der Beschäftigten entsprechend dem Leitfaden zu vermeiden. Unter solchen Umständen sollten Penizillin-haltige Arzneimittel in Kampagnen hergestellt werden, wobei auf die Herstellung geeignete und validierte Dekontaminations- und Reinigungsmaßnahmen folgen sollten.

Rückstellmuster

(Punkt 1.4 VIII. und Punkt 6.14)

8. Es wird eingeräumt, daß angesichts des großen Volumens bestimmter Tierarzneimittel in ihrer endgültigen Verpackung – vor allem bei Fütterungsarzneimitteln – die Möglichkeit der Aufbewahrung von Rückstellmustern von jeder Charge in dieser Verpackung nicht immer gegeben ist. Die Hersteller sollten jedoch sicherstellen, daß eine ausreichende Anzahl repräsentativer Proben jeder Charge aufbewahrt und entsprechend dem Leitfaden gelagert werden.
9. Auf jeden Fall sollte das zur Lagerung benutzte Behältnis aus demselben Material hergestellt sein wie das primäre Verpackungsmaterial, in dem das Produkt in den Verkehr gebracht wird.

Sterile Tierarzneimittel

10. Sofern dafür eine Genehmigung der zuständigen Behörden vorliegt, können end-sterilisierte Tierarzneimittel in einem reinen Bereich hergestellt werden, in dem die Anforderungen geringer sind als im Anhang über „Sterile Zubereitungen“ genannt; allerdings müssen mindestens die Anforderungen an einen Bereich der Klasse D erfüllt sein.

5. Ergänzende Leitlinien für die Herstellung von immunologischen Tierarzneimitteln

Text zum Zeitpunkt der Publikation nicht verfügbar.

6. Ergänzende Leitlinien für die Herstellung medizinischer Gase

Da es sich bei der Herstellung medizinischer Gase um einen besonderen industriellen Prozeß handelt, der in der Regel nicht von pharmazeutischen Unternehmen durchgeführt wird, sind die Hersteller solcher Gase mit den für die pharmazeutische Industrie geltenden gesetzlichen Bestimmungen nicht immer vertraut. Dennoch werden medizinische Gase als Arzneimittel klassifiziert, und bei ihrer Herstellung sollten folgende detaillierte Leitlinien beachtet werden.

Personal

1. Die sachkundige Person, die für die Freigabe der Chargen verantwortlich ist, sollte über gründliche Kenntnisse der Produktion und Qualitätskontrolle medizinischer Gase sowie über entsprechende praktische Erfahrungen verfügen. Alle Mitarbeiter sollten mit den für medizinische Gase geltenden Grundsätzen einer Guten Herstellungspraxis vertraut sein und die wichtigsten Aspekte und die möglichen Gefahren gasförmiger Arzneimittel für die Patienten kennen.

Räumlichkeiten und Ausrüstung

2. Die Herstellung medizinischer Gase erfolgt in der Regel in geschlossenen Systemen, so daß die Gefahr einer Kontamination des Produkts durch die Umwelt nur minimal ist. Allerdings besteht die Gefahr einer Kreuzkontamination mit anderen Gasen.
3. Im Betrieb sollte ausreichend Platz für die Herstellungs- und Abfüllvorgänge sowie die Prüfungen sein, um die Gefahr einer Verwechslung zu vermeiden. Der Betrieb sollte in einem sauberen und ordentlichen Zustand gehalten werden, um ein ordnungsgemäßes Arbeiten zu fördern.
4. Die Abfüllbereiche sollten ausreichend groß und ordnungsgemäß ausgelegt sein, wobei insbesondere auf folgende Punkte zu achten ist:
   a) separate, gekennzeichnete Bereiche für unterschiedliche Gase und unterschiedliche Flaschengrößen;
   b) deutlich erkennbare Trennung zwischen leeren und gefüllten Flaschen;
   c) klare Unterscheidung zwischen dem Status bestimmter Flaschen (z. B. „noch zu füllen", „gefüllt", „noch zu prüfen", „freigegeben").

   Wie diese verschiedenen Arten von Unterscheidungen zu erreichen sind, hängt von der Art, dem Ausmaß und der Komplexität des Gesamtprozesses ab, doch sollten je nach den Gegebenheiten entsprechend markierte Bodenflächen, Unterteilungen, Abtrennungen, Aufkleber und Schilder verwendet werden.

5. Es ist sicherzustellen, daß das richtige Gas in den richtigen Behälter gefüllt wird. Zwischen Leitungen mit unterschiedlichen Gasen sollte es keinerlei Verbindung geben. Die Abfüllstationen sollten mit Füllanschlüssen versehen sein, die jeweils nur an das Ventil für ein bestimmtes Gas oder Gasgemisch passen und den Anschluß falscher Behälter an die Abfüllstationen ausschließen. (Die Verwendung von Füll- und Behälterventilanschlüssen kann national oder international geregelt sein.)
6. Reparatur- und Wartungsarbeiten sollten die Qualität des medizinischen Gases in keiner Weise beeinträchtigen.
7. Medizinische Gase sollten in einem Bereich abgefüllt werden, der von der Abfüllung nichtmedizinischer Gase abgetrennt ist. Zwischen diesen beiden Bereichen sollte keinerlei Austausch von Flaschen stattfinden.
8. Es kann zulässig sein, nichtmedizinische und medizinische Gase (gleichzeitig) auf derselben Füllinie, aber in unterschiedlichen Bereichen abzufüllen, sofern das für nichtmedizinische Zwecke bestimmte Gas mindestens dieselbe Qualität aufweist wie das medizinische Gas, und die Flaschen entsprechend den in diesen ergänzenden Leitlinien genannten speziellen Anforderungen vorbehandelt wurden. In der Linie, die den Abfüllbereich für nichtmedizinische Gase versorgt, sollte zur Vermeidung einer Kontamination ein Rückschlagventil eingebaut sein.
9. Die Flaschen für medizinische Gase sollten geeignete technische Eigenschaften aufweisen. Die Öffnungen der Flaschen sollten mit einem Originalitätsverschluß versehen sein.
10. Gekühltes verflüssigtes medizinisches Gas kann in denselben Tankfahrzeugen wie das entsprechende Gas für nichtmedizinische Zwecke befördert werden, sofern letzteres mindestens die gleiche Qualität wie das medizinische Gas aufweist.

Produktion und Qualitätskontrolle

11. Die Gasproduktion sollte regelmäßigen Qualitäts- und Reinheitskontrollen unterliegen.
12. Jeder Transport gekühlter verflüssigter medizinischer Gase aus dem Tanklager sollte nach einer schriftlichen Anweisung erfolgen, damit jegliche Kontamination vermieden wird.
13. Gaslieferungen können in Lagertanks eingefüllt werden, die schon das gleiche Gas enthalten. In diesem Fall
    - muß entweder vor Einfüllung der Zulieferung eine Probe untersucht und für angemessen befunden werden;
    - oder, wenn es sich bei dem Fertigprodukt um ein Einkomponentengas handelt, kann die Probe entweder dem Lagertank mit der aus mehreren Lieferungen bestehenden Mischung oder der ersten abgefüllten Flasche entnommen werden, vorausgesetzt die Füllinie ist nach Zufüllung der neuen Lieferung in den Lagertank gespült worden;
    - sollte jeder Bestandteil getrennt geprüft werden, wenn es sich bei dem Fertigprodukt um ein Gasgemisch handelt.
14. Eine Abfüllstation für medizinische Gase sollte entweder nur für ein einziges Gas oder nur für ein bestimmtes Gasgemisch verwendet werden.

15. Das Reinigen und Spülen der Füllausrüstung und der Leitungen sollte nach schriftlichen Anweisungen erfolgen. Vor der Freigabe der Linie ist diese auf mögliche Reinigungsmittelreste oder andere Verunreinigungen zu kontrollieren.
16. Bei neuen Gasflaschen und bei Gasflaschen, die zur Wiederverwendung nach eventuellen Druckprüfungen zurückgegeben wurden, sollte das Flascheninnere einer visuellen Kontrolle unterzogen werden.
17. Vor der Abfüllung sind u. a. folgende Prüfungen vorzunehmen:
    - visuelle äußere Kontrolle jedes Ventils und jedes Behälters auf Einkerbungen, Schweißschäden, sonstige Beschädigungen sowie Öl oder Fett;
    - Kontrolle des Ventilanschlusses jeder Flasche bzw. jedes Flüssiggasbehälters darauf, ob es sich um den richtigen Anschluß für das jeweilige medizinische Gas handelt;
    - Kontrolle, ob die Wasserdruckprüfung entsprechend den Vorschriften durchgeführt wurde. Das Datum der letzten Wasserdruckprüfung sollte an jeder Flasche angebracht sein;
    - Kontrolle, ob jeder Behälter mit der erforderlichen Farbmarkierung und dem entsprechenden Etikett versehen ist.
18. Flaschen, die zum Nachfüllen zurückgegeben wurden, sollten wie folgt behandelt werden: Gasreste in der Flasche sind durch Leerströmen jedes einzelnen Behälters und nachfolgendes Spülen (teilweises Füllen und anschließendes Entleeren) oder Evakuieren des Behälters [mindestens ca. 630 mm Quecksilbersäule, entsprechend einem Unterdruck von 150 mbar]. Als Alternative kann eine vollständige Analyse des Gasrestes aus jedem einzelnen Behälter durchgeführt werden. Es sollte auch beachtet werden, daß der Behälter beim Entleeren auf den Kopf gestellt werden kann, um so eventuelle flüssige Verunreinigungen entfernen zu können.
19. Es sind geeignete Kontrollen durchzuführen, um sicherzustellen, daß die Behälter tatsächlich gefüllt wurden.
20. Bei Abfüllung eines einzelnen medizinischen Gases über eine Mehrfach-Abfüllstation sollte immer dann, wenn die Flaschen am Füllstand gewechselt werden, mindestens eine Flasche aus jeder Abfüllung auf Identität und Reinheit geprüft werden.
21. Bei flaschenweiser Abfüllung eines einzelnen medizinischen Gases durch individuelle Abfüllvorgänge sollte mindestens eine Flasche pro Füllcharge auf Identität und Gehalt geprüft werden. Eine Füllcharge entspricht z. B. der Produktion innerhalb einer Schicht, d. h. eines Zeitraums, in dem mit demselben Personal, derselben Ausrüstung und derselben Bulkgas-Charge gearbeitet wird.
22. Bei Fertiggasen, die durch Mischen von zwei verschiedenen Gasen in einer Flasche hergestellt werden, ist jede Flasche auf Identität und Gehalt eines der Gase und mindestens eine Flasche aus jeder Fülleitung auf die Identität des anderen Gases im Gemisch zu prüfen.
23. Bei medizinischen Fertiggasen, die durch Mischen von drei verschiedenen Gasen in einer Flasche hergestellt werden, ist jede Flasche auf Identität und Gehalt von zwei der Gase und mindestens eine Flasche aus jeder Fülleitung auf die Identität des dritten Gases im Gemisch zu prüfen.

Wenn Gase vor der Abfüllung in-line gemischt werden (z. B. Stickstoffoxid/Sauerstoff-Gemisch), ist eine kontinuierliche Analyse des abzufüllenden Gemisches erforderlich.

24. Wird eine Flasche mit mehr als einem Gas gefüllt, ist durch den Füllvorgang sicherzustellen, daß die Gase in jeder Flasche richtig gemischt und vollständig homogen sind.
25. Jede abgefüllte Flasche sollte mit Hilfe eines geeigneten Verfahrens auf Lecks kontrolliert werden, z. B. durch Einsatz einer Lecksuchlösung im Ventilbereich.
26. Bei gekühltem verflüssigtem Gas, das zur Lieferung an die Verbraucher in Flüssiggasbehälter gefüllt wird, sollte jeder einzelne Flüssiggasbehälter auf Identität und Gehalt des Gases geprüft werden.
27. Aus Flüssiggasbehältern, die beim Verbraucher fest installiert sind und bei diesem mit Hilfe mobiler Liefertanks nachgefüllt werden, brauchen nach der Füllung keine Proben entnommen zu werden, wenn der Lieferant ein Analysenzertifikat für eine aus seinem Tankfahrzeug entnommene Probe aushändigt.
28. Soweit nicht anders angegeben, sind Rückstellmuster nicht erforderlich.

Kennzeichnung

29. Jede Flasche ist zu kennzeichnen und mit einer Farbmarkierung zu versehen. Die Chargennummer kann sich auf einem gesonderten Etikett befinden.

Lagerung – Freigabe

30. Nach erfolgter Abfüllung sollten alle Flaschen in Quarantäne bleiben, bis die Freigabe durch die sachkundige Person erfolgt ist.
31. Gasflaschen sollten geschützt gelagert und keinen extremen Temperaturen ausgesetzt werden. Die Lagerbereiche müssen sauber, trocken, gut belüftet und frei von brennbaren Materialien sein.
32. Die Lagerhaltung sollte so organisiert sein, daß eine Trennung unterschiedlicher Gase sowie voller/leerer Flaschen und ein Lagerumschlag möglich sind.

7. Ergänzende Leitlinien für die Herstellung von pflanzlichen Arzneimitteln

Grundsätze

Wegen der häufig komplexen und unterschiedlichen Beschaffenheit sowie der Anzahl und der geringen Menge definierter wirksamer Bestandteile haben die Kontrolle der Ausgangsstoffe sowie die Lagerung und Verarbeitung bei der Herstellung pflanzlicher Arzneimittel eine besondere Bedeutung.

Räumlichkeiten

Lagerbereiche

1. Die Ausgangsstoffe (d. h. Pflanzen in unbearbeitetem Zustand) sollten in gesonderten Bereichen gelagert werden. Der Lagerbereich sollte ausreichend belüftet und so ausgerüstet sein, daß ein Schutz gegen das Eindringen von Insekten oder anderen Tieren, vor allem Nagern, gewährleistet ist. Es sollten wirksame Maßnahmen getroffen werden, die eine Ausbreitung der Tiere und Mikroorganismen, die mit unbearbeitetem Pflanzenmaterial eingeschleppt wurden, sowie Kreuzkontamination verhindern. Die Behältnisse sollten so angeordnet sein, daß eine ungehinderte Luftzirkulation möglich ist.
2. Der Sauberkeit und der ordnungsgemäßen Wartung der Lagerbereiche sollte vor allem bei Arbeitsgängen mit Staubbildung besondere Aufmerksamkeit geschenkt werden.
3. Die Lagerung von Pflanzen, Extrakten, Tinkturen und anderen Zubereitungen kann besondere Feuchtigkeits-, Temperatur- oder Lichtschutzbedingungen erforderlich machen; diese Bedingungen sollten geschaffen und überwacht werden.

Produktionsbereich

4. Im Falle von Staubbildung sollten bei der Probenahme, beim Wägen, Mischen und Verarbeiten von unbearbeitetem Pflanzenmaterial besondere Vorkehrungen (z. B. Staubabsaugung, besondere Räumlichkeiten usw.) getroffen werden, um die Reinigung zu erleichtern und eine Kreuzkontamination zu vermeiden.

Dokumentation

Spezifikationen für Ausgangsstoffe

5. Über die im allgemeinen GMP-Leitfaden (Kapitel 4, Punkt 4.11) genannten Punkte hinaus sollten für Arzneipflanzen in unbearbeitetem Zustand soweit wie möglich folgende Spezifikationen angegeben werden:
   - botanische Bezeichnung (ggf. in Verbindung mit dem Namen des Begründers der Klassifizierung, z. B. Linné);
   - nähere Angaben zur Herkunft der Pflanze (Herkunftsland oder -region und ggf. Anbau, Zeitpunkt der Ernte, Sammelverfahren, eventuell verwendete Pestizide usw.);
   - ob die ganze Pflanze oder nur ein Teil davon verwendet wird;
   - bei Bezug von getrocknetem Pflanzenmaterial Angabe des verwendeten Trocknungsverfahrens;

- Beschreibung der Pflanze, makro- und mikroskopische Untersuchung;
- geeignete Identitätsprüfungen, darunter ggf. solche auf bekannte wirksame Bestandteile oder Leitsubstanzen. Für die Prüfungen sollte eine authentische Referenzprobe zur Verfügung stehen;
- ggf. Gehaltsbestimmungen von Bestandteilen mit bekannter therapeutischer Wirksamkeit oder von Leitsubstanzen;
- geeignete Methoden zur Bestimmung einer möglichen Pestizidkontamination und dafür festgesetzte Grenzwerte;
- Tests zur Bestimmung einer Pilzkontamination und/oder einer mikrobiellen Kontamination, einschließlich Aflatoxine und Schädlingsbefall, und dafür festgesetzte Grenzwerte;
- Prüfungen auf toxische Metalle und mögliche Verunreinigungen sowie Verfälschungen;
- Prüfungen auf fremde Bestandteile.

Jede Behandlung zur Verminderung der Pilzkontamination, der mikrobiellen Kontamination oder eines anderen Befalls sollte dokumentiert werden. Die Spezifikationen für diese Verfahren sollten verfügbar sein und die Details des Vorgehens, die Tests und die Grenzwerte für die Rückstände enthalten.

Verarbeitungsanweisungen

6. Die Verarbeitungsanweisungen sollten die verschiedenen an der unbearbeiteten Pflanze vorgenommenen Bearbeitungsschritte beschreiben, wie das Trocknen, Zerkleinern und Sieben, einschließlich der Trocknungsdauer und -temperatur, sowie die zur Größenbestimmung von Fragmenten oder Partikeln verwendeten Methoden. Dabei sollten auch Sieb- oder andere Verfahren zur Entfernung von fremden Bestandteilen beschrieben werden.

   Bei der Herstellung einer pflanzlichen Arzneizubereitung sollten die Anweisungen Angaben zum Basismaterial oder zum Lösungsmittel, zur Extraktionszeit und -temperatur sowie zu allen Konzentrierungsschritten und -verfahren enthalten.

Probenahme

7. Da das unbehandelte Pflanzenmaterial aus einer Ansammlung einzelner Pflanzen besteht und so eine gewisse Heterogenität aufweist, ist die Probenahme hier mit besonderer Sorgfalt und von besonders ausgebildetem Personal vorzunehmen. Jede Charge sollte durch eine eigene Dokumentation identifizierbar sein.

Qualitätskontrolle

8. Das in der Qualitätskontrolle beschäftigte Personal sollte über besondere Sachkenntnisse auf dem Gebiet der pflanzlichen Arzneimittel verfügen, um Identitätsprüfungen durchführen und Verfälschungen, Pilz- und Schädlingsbefall sowie mangelnde Gleichförmigkeit innerhalb einer Pflanzenlieferung usw. erkennen zu können.
9. Die Identität und Qualität von pflanzlichen Arzneizubereitungen und des Fertigprodukts sollten entsprechend der Beschreibung in der Leitlinie „Qualität von pflanzlichen Arzneimitteln“ („Die Regelung der Arzneimittel in der Europäischen Gemeinschaft“, Band III) geprüft werden.

8. Ergänzende Leitlinien für die Probenahme von Ausgangsstoffen und Verpackungsmaterial

Grundsätze

Die Probenahme ist ein wichtiger Vorgang, bei dem nur ein kleiner Teil einer Charge entnommen wird. Aus den Überprüfungen von nicht repräsentativen Proben können keine gültigen Schlußfolgerungen auf die gesamte Charge gezogen werden. Die korrekte Probenahme ist daher ein wesentlicher Teil eines Qualitätssicherungssystems.

> Hinweis:
> Die Probenahme wird in Kapitel 6 Absatz 6.11 bis 6.14 des Leitfadens einer Guten Herstellungspraxis behandelt. Diese ergänzenden Leitlinien geben zusätzliche Hinweise auf die Probenahme von Ausgangsstoffen und Verpackungsmaterial.

Personal

1. Personal, das Probenahmen durchführt, sollte sowohl eine Grundausbildung als auch eine regelmäßige Fortbildung in den die korrekte Probenahme betreffenden Disziplinen erhalten. Diese Aus- und Fortbildung sollte folgendes umfassen:
   - Pläne für die Probenahme,
   - schriftlich festgelegte Verfahren für die Probenahme,
   - die Techniken und Ausrüstung für die Probenahme,
   - die Risiken der Kreuzkontamination,
   - die zu treffenden Vorsichtsmaßnahmen für instabile und/oder sterile Substanzen,
   - die Bedeutung der Berücksichtigung des Aussehens von Materialien, Behältnissen und Etiketten,
   - die Bedeutung der Aufzeichnungen aller unerwarteten oder ungewöhnlichen Umstände.

Ausgangsstoffe

2. Die Identität einer gesamten Charge von Ausgangsstoffen kann normalerweise nur sichergestellt werden, wenn Proben aus allen Behältnissen entnommen und an jeder Probe Identitätsprüfungen durchgeführt werden. Es ist zulässig, nur aus einem Teil der Behältnisse Proben zu entnehmen, wenn durch ein validiertes Verfahren sichergestellt wird, daß kein einziges Behältnis mit Ausgangsstoffen auf seinem Etikett falsch gekennzeichnet wird.
3. Bei dieser Validierung sollten zumindest die folgenden Gesichtspunkte berücksichtigt werden:
   - Art und Status des Herstellers und des Lieferanten sowie deren Verständnis für die Anforderungen bezüglich der Guten Herstellungspraxis in der pharmazeutischen Industrie,
   - das Qualitätssicherungssystem des Herstellers des Ausgangsstoffes,

- die Bedingungen, unter denen ein Ausgangsstoff hergestellt und geprüft wird,
- die Art des Ausgangsstoffes sowie die Arzneimittel, in denen er eingesetzt wird.

Unter solchen Bedingungen ist es möglich, daß ein validiertes Verfahren, das Ausnahmen bei der Identitätsprüfung eines jeden gelieferten Behältnisses mit Ausgangsstoffen zuläßt, akzeptiert werden könnte für:

- Ausgangsstoffe, die von einem Hersteller eines einzigen Produktes bzw. aus einem einzigen Betrieb stammen.
- Ausgangsstoffe, die direkt von einem Hersteller oder in einem versiegelten Behältnis eines Herstellers geliefert werden: dabei muß die Zuverlässigkeit des Herstellers bekannt sein, und das Qualitätssicherungssystem des Herstellers muß regelmäßig durch den Käufer (den Hersteller des Arzneimittels) oder eine offiziell zugelassene Stelle überprüft werden.

Bei nachstehenden Stoffen ist es unwahrscheinlich, daß ein Verfahren hinreichend validiert werden könnte:

- Ausgangsstoffe, die über Zwischenhändler, wie z. B. Vermittler, geliefert werden und deren Quelle unbekannt oder nicht überprüft ist,
- Ausgangsstoffe zur Verwendung in Parenteralia.

4. Die Qualität einer Charge eines Ausgangsstoffes kann dadurch beurteilt werden, daß eine repräsentative Probe entnommen und geprüft wird. Die zur Identitätsprüfung entnommenen Proben können für diesen Zweck verwendet werden. Die Anzahl der Proben, die eine repräsentative Probe darstellen, sollte statistisch ermittelt und in einem Probenahmeplan festgelegt werden. Die Anzahl von Einzelproben, die zu Sammelproben vermischt werden dürfen, sollte ebenfalls festgelegt werden, wobei die Art des Stoffes, die Kenntnis des Lieferanten und die Homogenität der Mischprobe zu berücksichtigen sind.

Verpackungsmaterial

5. Im Probenahmeplan für Verpackungsmaterial sollten zumindest die folgenden Punkte berücksichtigt werden: erhaltene Menge, erforderliche Qualität, Art des Materials (z. B. primäres und/oder bedrucktes Verpackungsmaterial), Herstellungsmethoden sowie die auf Überprüfungen basierende Kenntnis des Qualitätssicherungssystems des Herstellers des Verpackungsmaterials. Die Anzahl der zu ziehenden Proben sollte statistisch ermittelt und in einem Probenahmeplan festgelegt werden.

9. Ergänzende Leitlinien für die Herstellung von Liquida, Cremes und Salben

Grundsätze

Liquida, Cremes und Salben können während der Herstellung besonders anfällig für mikrobielle und andere Verunreinigungen sein. Daher müssen besondere Maßnahmen getroffen werden, um jegliche Verunreinigung zu vermeiden.

> Hinweis:
> Die Herstellung von Liquida, Cremes und Salben muß in Übereinstimmung mit dem Leitfaden einer Guten Herstellungspraxis sowie gegebenenfalls mit den anderen ergänzenden Leitlinien erfolgen. Die vorliegenden Leitlinien behandeln lediglich solche Punkte, die für diese Herstellung spezifisch sind.

Räumlichkeiten und Ausrüstung

1. Für Verarbeitung und Transport wird die Verwendung von geschlossenen Systemen empfohlen, um das Produkt vor Verunreinigungen zu schützen. Herstellungsbereiche, in denen Produkte oder offene, gereinigte Behältnisse der Umgebungsluft ausgesetzt sind, sollten üblicherweise mit gefilterter Luft wirksam belüftet werden.
2. Tanks, Behältnisse, Rohrleitungen und Pumpen sollten so ausgelegt und installiert werden, daß sie leicht gereinigt und, falls erforderlich, desinfiziert werden können. Insbesondere sollte die Ausrüstung so ausgelegt sein, daß möglichst keine toten Winkel und schwerzugängliche Stellen vorhanden sind, in denen sich Rückstände ansammeln und eine mikrobielle Vermehrung verursachen können.
3. Die Verwendung von Glasgeräten sollte soweit wie möglich vermieden werden. Rostfreier Stahl von hoher Qualität ist oft der geeignete Werkstoff für Teile, die mit den Produkten in Berührung kommen.

Herstellung

4. Die chemische und mikrobiologische Qualität des bei der Herstellung verwendeten Wassers sollte festgelegt und kontrolliert werden. Die Wartung von Wassersystemen sollte sorgfältig durchgeführt werden, um das Risiko einer mikrobiellen Vermehrung zu vermeiden. Nach jeder chemischen Desinfizierung der Wassersysteme sollte eine Spülung nach einem validierten Verfahren vorgenommen werden, um sicherzustellen, daß das Desinfektionsmittel vollständig entfernt worden ist.
5. Die Qualität von Stoffen, die in Tankwagen geliefert werden, sollte vor dem Einfüllen in die Lagertanks geprüft werden.
6. Beim Transport von Stoffen durch Rohrleitungen sollte sichergestellt werden, daß sie an den richtigen Bestimmungsort gelangen.
7. Material, das Fasern oder andere Verunreinigungen abgeben könnte (z. B. Kartons oder Holzpaletten), sollte nicht in Bereiche gelangen, in denen Produkte oder gereinigte Behältnisse der Umgebungsluft ausgesetzt sind.

8. Bei der Abfüllung von Mischungen, Suspensionen u. a. ist auf die Einhaltung der Homogenität zu achten. Misch- und Abfüllvorgänge sollten validiert werden. Zu Beginn des Abfüllvorgangs, nach Unterbrechungen und am Ende des Vorgangs sollte besondere Sorgfalt darauf verwendet werden, sicherzustellen, daß die Homogenität eingehalten wird.
9. Wird das Endprodukt nicht sofort abgefüllt, sollten die maximale Lagerdauer und die Lagerungsbedingungen festgelegt und eingehalten werden.

10. Ergänzende Leitlinien für die Herstellung von Aerosolpräparaten in Sprühflaschen mit vorgegebener Dosiervorrichtung zur Inhalation

Grundsätze

Die Herstellung von unter Druck stehenden und mit einem Dosierventil versehenen Aerosolpräparaten zur Inhalation erfordert aufgrund der besonderen Darreichungsform spezielle Vorschriften. Sie sollte unter Bedingungen erfolgen, die mikrobielle und partikelförmige Verunreinigungen auf ein Minimum reduzieren. Die Qualitätssicherung der Ventilkomponenten und die Sicherstellung der Homogenität von Suspensionen sind ebenfalls von besonderer Bedeutung.

> Hinweis:
> Die Herstellung von Aerosolpräparaten mit vorgegebener Dosierung muß in Übereinstimmung mit dem Leitfaden einer Guten Herstellungspraxis sowie gegebenenfalls mit den ergänzenden Leitlinien erfolgen. Die vorliegenden Leitlinien behandeln lediglich solche Punkte, die für die Herstellung spezifisch sind.

Allgemeines

1. Derzeit gibt es zwei gebräuchliche Herstellungs- und Abfüllmethoden:
   a) Zwei-Schritt-Verfahren (Druckabfüllung). Dabei wird der Wirkstoff zuerst in einem Treibmittel mit hohem Siedepunkt suspendiert und in ein Behältnis gefüllt. Danach wird das Ventil aufgesetzt und abschließend ein Treibmittel mit einem niedrigeren Siedepunkt durch den Ventilschaft eingespritzt. Die Suspension des Wirkstoffs im Treibmittel wird kühl gehalten, um Verdampfungsverluste zu verringern.
   b) Ein-Schritt-Verfahren (Niedertemperaturabfüllung). Der Wirkstoff wird in einer Treibmittelmischung in Suspension gebracht und unter hohem Druck und/oder bei niedriger Temperatur gehalten. Danach wird die Suspension in einem Schritt direkt in das Behältnis abgefüllt.

Räumlichkeiten und Ausrüstung

2. Herstellung und Abfüllung sollten soweit wie möglich in einem geschlossenen System durchgeführt werden.
3. Wenn Produkte oder gereinigte Bestandteile der Umgebungsluft ausgesetzt werden, sollte die Zuluft für diesen Bereich gefiltert werden: die Umgebungsbedingungen sollten zumindest der Reinheitsklasse D entsprechen, und der Bereich sollte nur durch Schleusen betreten werden können.

Herstellung und Qualitätskontrolle

4. Dosierventile für Aerosole sind komplizierter als die meisten in der pharmazeutischen Industrie eingesetzten Bestandteile. Die Spezifikationen, Probenahme und Prüfung sollten hierfür geeignet sein. Die Überprüfung des Qualitätssicherungssystems des Ventilherstellers ist von besonderer Bedeutung.

5. Sämtliche Flüssigkeiten (z. B. flüssige und gasförmige Treibmittel) sollten so gefiltert werden, daß Partikel mit einer Größe von mehr als 0,2 µm zurückgehalten werden. Eine zusätzliche Filtration – möglichst direkt vor dem Abfüllen – sollte angestrebt werden.
6. Behälter und Ventile sollten nach einem validierten Verfahren gereinigt werden, das für die Verwendung des Produkts geeignet ist und das jegliche Verunreinigung durch Fertigungshilfsmittel (z. B. Schmierstoffe) oder durch unerwünschte mikrobiologische Kontamination ausschließt. Nach dem Reinigen sollten die Ventile in sauberen, geschlossenen Behältnissen aufbewahrt und Vorsichtsmaßnahmen getroffen werden, damit eine nachträgliche Verunreinigung, z. B. durch die Probenahme, vermieden wird. Die Behältnisse sollten im gereinigten Zustand zur Abfüllung bereitgestellt oder direkt vor dem Abfüllen gereinigt werden.
7. Es sollten Vorkehrungen getroffen werden, um die Homogenität der Suspensionen an der Abfüllstelle während des gesamten Abfüllvorgangs sicherstellen zu können.
8. Bei Anwendung eines Zwei-Schritt-Abfüllverfahrens ist sicherzustellen, daß in beiden Schritten die vorgeschriebenen Dosiermengen genau eingehalten werden, um die richtige Zusammensetzung zu erreichen. Zu diesem Zweck ist oftmals eine 100%ige Gewichtskontrolle bei jedem Schritt anzustreben.
9. Prüfungen nach dem Abfüllen sollten sicherstellen, daß keine unerwünschte Undichtheit auftritt. Jede Dichtigkeitsprüfung sollte so durchgeführt werden, daß eine mikrobielle Verunreinigung und die Entstehung von Restfeuchtigkeit vermieden wird.

11. Ergänzende Leitlinien für computergestützte Systeme

Begriffsbestimmungen

Computergestütztes System:

Ein System zur Eingabe, elektronischer Verarbeitung und Ausgabe von Informationen, die entweder zur Dokumentation oder zur automatischen Steuerung verwendet werden.

System:

Definiertes Muster von zusammenwirkenden Aktivitäten und Techniken, die so miteinander verknüpft werden, daß sie ein strukturiertes Ganzes bilden.

Grundsätze

Die Einführung von computergestützen Systemen in die Herstellung einschließlich Lagerhaltung, Verteilung und Qualitätskontrolle ändert nichts an der Notwendigkeit zur Einhaltung der im Leitfaden einer Guten Herstellungspraxis festgelegten einschlägigen Grundsätze. Wenn ein computergestütztes System an die Stelle eines manuellen Vorgangs tritt, dürfen weder die Qualität der Produkte noch die Qualitätssicherung beeinträchtigt werden. Die Gefahr, daß durch eine verringerte Beteiligung des Bedienungspersonals bestimmte Gesichtspunkte des früheren Systems verlorengehen, sollte berücksichtigt werden.

Personal

1. Es ist von entscheidender Bedeutung, daß das Personal in Schlüsselstellungen sehr eng mit dem an den Computersystemen arbeitenden Personal zusammenarbeitet. Personen in verantwortlichen Stellungen sollten in bezug auf die Planung und Verwendung von Computersystemen innerhalb ihres Verantwortungsbereiches angemessen ausgebildet sein. Damit sollte auch sichergestellt werden, daß die erforderliche Sachkenntnis für die Beratung vorhanden ist für die Auslegung, Validierung, Installation und den Betrieb von computergestützten Systemen.

Validierung

2. Der Umfang der notwendigen Validierung hängt von einer ganzen Reihe von Faktoren ab; hierzu gehören der Verwendungszweck des Systems, die Frage, ob es sich um ein prospektives oder retrospektives System handelt und ob neue Elemente eingeführt werden. Die Validierung sollte als Teil des gesamten Lebenszyklusses eines Computersystems angesehen werden. Dieser Zyklus umfaßt die Stadien Planung, Spezifizierung, Programmierung, Prüfung, Inbetriebnahme, Dokumentation, Betrieb, Kontrolle und Änderungen.

System

3. Es sollte darauf geachtet werden, daß die Geräte in einer geeigneten Umgebung aufgestellt werden, damit externe Faktoren das System nicht negativ beeinflussen können.

4. Eine ausführliche Beschreibung des Systems sollte erstellt (gegebenenfalls mit Diagrammen) und ständig aktualisiert werden. Diese Beschreibung sollte Grundsätze, Zielsetzungen, Sicherheitsmaßnahmen und Einsatzbereich des Systems umfassen und aufzeigen, wie der Computer eingesetzt wird, und ob Wechselbeziehungen mit anderen Systemen und Verfahren bestehen.
5. Software ist eine kritische Komponente eines computergestützten Systems. Der Benutzer solcher Software sollte alle erforderlichen Maßnahmen treffen, um sicherzustellen, daß sie in Übereinstimmung mit einem Qualitätssicherungssystem erstellt worden ist.
6. Das System sollte, soweit erforderlich, Eingabe und Verarbeitung der Daten auf ihre Richtigkeit überprüfen.
7. Bevor ein computergestütztes System eingesetzt wird, sollte es gründlich geprüft und für den vorgesehenen Einsatz als geeignet befunden werden. Wird ein manuelles System ersetzt, sollten beide Systeme als Teil dieser Prüfung und Validierung über einen bestimmten Zeitraum parallel betrieben werden.
8. Die Eingabe oder Änderung von Daten sollte nur von solchen Personen vorgenommen werden, die dazu ermächtigt sind. Geeignete Maßnahmen zum Schutz von unerlaubter Dateneingabe sind die Verwendung von Schlüsseln, Kennkarten, persönlichen Codes sowie die Beschränkung des Zugangs zu Computerterminals. In einem Verfahren sollte die Ausgabe, Annullierung und Veränderung der Ermächtigung zur Eingabe und Änderung von Daten einschließlich der Änderung der persönlichen Codes genau festgelegt sein. Systeme sollten in Betracht gezogen werden, die Zugangsversuche von nicht ermächtigten Personen dokumentieren.
9. Wenn kritische Daten manuell eingegeben werden (z. B. Gewicht und Chargennummer eines Wirkstoffs bei der Dispensation), sollten diese einer zusätzlichen Prüfung auf ihre Richtigkeit unterzogen werden. Diese Prüfung könnte durch einen zweiten Bediener oder eine validierte elektronische Methode erfolgen.
10. Das System sollte die Identität des Bedieners, der die kritischen Daten eingibt oder bestätigt, prüfen. Die Erlaubnis zur Änderung eingegebener Daten sollte auf namentlich festgelegte Personen beschränkt sein. Jede Änderung eingegebener kritischer Daten sollte eigens genehmigt und zusammen mit dem Grund der Änderung protokolliert werden. Hierzu sollte ein System eingesetzt werden, das ein vollständiges Protokoll sämtlicher Eingaben und Änderungen (audit trail) bietet.
11. Änderungen an einem System oder einem Computerprogramm sollten nur gemäß einem festgelegten Verfahren durchgeführt werden, das Bestimmungen zur Validierung, Prüfung, Genehmigung und Einführung der Änderung enthält. Eine solche Änderung sollte nur mit Zustimmung der Person ausgeführt werden, die für den betreffenden Systemteil verantwortlich ist. Diese Änderung sollte dokumentiert werden. Jede wesentliche Änderung sollte validiert werden.
12. Zu Zwecken der Qualitätsprüfung muß es möglich sein, einen aussagekräftigen Ausdruck der elektronisch gespeicherten Daten zu erhalten.

13. In Übereinstimmung mit Absatz 4.9 des Leitfadens einer Guten Herstellungspraxis sollten die Daten physisch oder elektronisch gegen absichtliche und unbeabsichtigte Beschädigung gesichert werden. Gespeicherte Daten sollten auf ihre Verfügbarkeit, Beständigkeit und Genauigkeit geprüft werden. Werden Änderungen an Computer-Geräten oder -Programmen vorgeschlagen, sollten die oben genannten Prüfungen so oft durchgeführt werden, wie dies für das eingesetzte Speichermedium angemessen ist.
14. Daten sollten durch regelmäßig erstellte Sicherungskopien geschützt werden. Diese Sicherungskopien sollen so lange wie nötig an einem gesonderten und sicheren Ort gelagert werden.
15. Es sollten geeignete alternative Verfahren für Systeme vorgesehen werden, die bei einem Ausfall eingesetzt werden müssen. Der Zeitaufwand, der zur Inbetriebnahme dieser alternativen Verfahren benötigt wird, sollte der Dringlichkeit ihres Einsatzes angemessen sein. Beispielsweise müssen Informationen, die für einen Rückruf benötigt werden, kurzfristig verfügbar sein.
16. Die im Fall eines Systemfehlers oder -ausfalls anzuwendenden Verfahren sollten festgelegt und validiert werden. Sämtliche Fehler und Maßnahmen zu deren Behebung sollten dokumentiert werden.
17. Ein Verfahren zur Dokumentation und Analyse von Fehlern und zu deren Behebung sollte bestehen.
18. Wenn externe Unternehmen mit Dienstleistungen für die Computer beauftragt werden, sollte eine formelle Vereinbarung geschlossen werden, in der die Verantwortlichkeiten des externen Unternehmens klar festgelegt sind (siehe Kapitel 7)*).
19. Wenn die Freigabe von Chargen zum Inverkehrbringen computergestützt erfolgt, sollte das System erkennen können, daß nur befugte Personen Chargen freigeben dürfen. Das System sollte diese Personen eindeutig identifizieren und dokumentieren.

*) Anm.: des Leitfadens einer Guten Herstellungspraxis.

12. Ergänzende Leitlinien für die Herstellung von Arzneimitteln unter Verwendung ionisierender Strahlen

Anmerkung: Der Inhaber einer oder der Antragsteller auf eine Zulassung für ein Arzneimittel, zu dessen Herstellung eine Behandlung mit ionisierenden Strahlen gehört, sollte auch die vom Ausschuß für Arzneispezialitäten vorgelegte Leitlinie „Einsatz ionisierender Strahlen bei der Herstellung von Arzneimitteln“ beachten.

Einleitung

Ionisierende Strahlen können im Verlauf der Herstellung für verschiedene Zwecke eingesetzt werden, darunter zur Verminderung der Keimzahl und zur Sterilisation von Ausgangsstoffen, Verpackungsmaterialien oder Produkten sowie zur Behandlung von Blutprodukten.

Es gibt zwei Arten von Strahlen für eine Strahlenbehandlung: Gammastrahlen, die von einer radioaktiven Quelle ausgestrahlt werden, und Hochenergie-Elektronenstrahlen (Betastrahlung), die mit einem Beschleuniger erzeugt werden.

Gammastrahlung

(i) Hier können zwei verschiedene Verfahren angewandt werden: Chargenbetrieb: Die Produkte werden an festgelegten Stellen um die Strahlungsquelle herum angeordnet, wo sie während der Bestrahlung verbleiben.

(ii) Kontinuierlicher Betrieb: Die Produkte werden durch ein automatisches Fördersystem in die Bestrahlungskammer gebracht, passieren die Strahlungsquelle auf einem definierten Weg und mit einer geeigneten Geschwindigkeit und werden anschließend aus der Kammer herausgeführt.

Elektronenbestrahlung

Die Produkte werden an einem kontinuierlichen oder intermittenten Hochenergie-Elektronenstrahl (Betastrahlung) vorbeigeführt und von diesem in einer Hin- und Rückbewegung bestrahlt.

Verantwortlichkeiten

1. Die Strahlenbehandlung kann vom pharmazeutischen Unternehmer oder – im Lohnauftrag – vom Betreiber einer Bestrahlungseinrichtung (einem „Auftragnehmer“) vorgenommen werden; beide müssen im Besitz einer entsprechenden Herstellungserlaubnis sein.
2. Der pharmazeutische Unternehmer trägt die Verantwortung für die Qualität des Produkts, einschließlich der Erreichung des Bestrahlungsziels. Der Auftragsbetreiber der Bestrahlungseinrichtung trägt die Verantwortung dafür, daß die vom Hersteller geforderte Strahlendosis tatsächlich an das Bestrahlungsbehältnis (d. h. das äußerste Behältnis, in dem die Produkte bestrahlt werden) gelangt.
3. Die erforderliche Dosis, einschließlich der begründeten Grenzwerte, werden im Zulassungsantrag für das Produkt genannt.

Dosimetrie

4. Dosimetrie wird definiert als Messung der absorbierten Dosis mit Hilfe von Dosimetern. Das Verständnis und die richtige Anwendung des Verfahrens sind für die Validierung, Abnahme und Kontrolle des Prozesses von essentieller Bedeutung.
5. Die Kalibrierung jeder Charge von Routinedosimetern sollte einem nationalen oder internationalen Standard entsprechen. Die Gültigkeitsdauer der Kalibrierung sollte angegeben, begründet und beachtet werden.
6. In der Regel sollte zur Erstellung der Kalibrierungskurve der Routinedosimeter und zur Messung der Veränderung ihrer Absorptionswerte nach der Bestrahlung ein und dasselbe Instrument verwendet werden. Wird ein anderes Instrument verwendet, sollte die absolute Absorption jedes Instruments ermittelt werden.
7. Je nach Art des verwendeten Dosimeters ist auf mögliche Ursachen einer Ungenauigkeit zu achten, z. B. Änderungen im Feuchtigkeitsgehalt, Temperaturänderungen, Zeitraum zwischen Strahlenbehandlung und Messung, Dosisrate.
8. Die Wellenlänge des Instruments zur Messung der Absorptionsänderungen bei Dosimetern und das zu deren Dickenmessung verwendete Instrument sollten regelmäßig kalibriert werden; die Abstände zwischen diesen Prüfungen sind aufgrund der Stabilität, des Verwendungszwecks und des Gebrauchs festzulegen.

Validierung des Prozesses

9. Mit der Validierung wird der Nachweis erbracht, daß durch den Prozeß, d. h. die Abgabe der vorgesehenen Dosis an das Produkt, die erwarteten Ergebnisse erzielt werden. Die Anforderungen an die Validierung werden ausführlicher in der Leitlinie „Einsatz ionisierender Strahlen bei der Herstellung von Arzneimitteln“ beschrieben.
10. Teil des Validierungsverfahrens ist die Erstellung eines Strahlungsverteilungsplans („dose mapping“), der die Verteilung der absorbierten Dosis innerhalb des Bestrahlungsbehältnisses bei Anordnung des Produkts in einer definierten Konfiguration zeigt.
11. Die Spezifikation einer Strahlenbehandlung sollte mindestens folgende Punkte enthalten:
    a) nähere Angaben zur Verpackung des Produkts;
    b) das (die) Beschickungsmuster des Produkts im Bestrahlungsbehältnis. Wenn die Beschickung des Bestrahlungsbehältnisses mit verschiedenen Produkten zulässig ist, ist besonders darauf zu achten, daß es zu keiner Unterdosierung eines Produkts höherer Dichte kommt oder andere Produkte nicht im Strahlenschatten des Produkts höherer Dichte liegen. Jede Beschickung mit verschiedenen Produkten sollte spezifiziert und validiert werden;
    c) das Beschickungsmuster der Bestrahlungsbehältnisse um die Quelle (Chargenbetrieb) oder der Weg durch die Kammer (kontinuierlicher Betrieb);
    d) Höchst- und Mindestwerte der vom Produkt absorbierten Dosis (und zugehöriges Verfahren zur Routine-Dosimetrie);

e) Höchst- und Mindestwerte der vom Bestrahlungsbehältnis absorbierten Dosis und zugehöriges Verfahren zur Routine-Dosimetrie zwecks laufender Kontrolle dieser Dosis;

f) sonstige Prozeßparameter, z. B. Dosisrate, maximale Expositionsdauer, Anzahl der Expositionen usw.

Wenn die Strahlenbehandlung im Auftrag vorgenommen wird, sollten mindestens die Teile (d) und (e) der Spezifikation der Strahlenbehandlung zu den Vertragsbedingungen gehören.

Abnahme der Anlage

Allgemeines

12. Bei der Abnahme geht es darum, den Nachweis zu erbringen und zu dokumentieren, daß die Bestrahlungsanlage bei Betreiben entsprechend der Prozeßspezifikation eine anhaltend gleiche Leistung innerhalb der vorgegebenen Grenzwerte erbringt. Im Sinn des vorliegenden Anhangs sind die vorgegebenen Grenzwerte die Höchst- und die Mindestdosis, die vom Bestrahlungsbehältnis absorbiert werden sollen. Beim Betrieb der Anlage müssen Veränderungen ausgeschlossen sein, bei denen ohne Kenntnis des Betreibers eine außerhalb dieser Grenzwerte liegende Dosis an das Behältnis abgegeben wird.

13. Die Abnahme sollte folgende Schritte umfassen:

    a) Konstruktion;

    b) Erstellung des Strahlungsverteilungsplans („dose mapping“);

    c) Dokumentation;

    d) Notwendigkeit einer erneuten Abnahmeprüfung.

Gammabestrahlungsanlagen

14. Konstruktion

    Die von einem bestimmten Teil eines Bestrahlungsbehältnisses an einer beliebigen definierten Stelle innerhalb der Strahlungsquelle absorbierte Dosis hängt in erster Linie von folgenden Faktoren ab:

    a) der Aktivität und der Geometrie der Strahlungsquelle;

    b) dem Abstand Strahlungsquelle/Behältnis;

    c) der durch den Timer oder die Fördergeschwindigkeit bestimmten Bestrahlungsdauer;

    d) der Zusammensetzung und Dichte des Materials, einschließlich anderer Produkte, zwischen der Strahlungsquelle und dem jeweiligen Teil des Behältnisses.

15. Die absorbierte Gesamtdosis hängt darüber hinaus vom Weg der Behältnisse durch die Strahlungsquelle (kontinuierlicher Betrieb) bzw. vom Beschickungsmuster (Chargenbetrieb) sowie auch von der Anzahl der Expositionszyklen ab.

16. Der wichtigste vom Betreiber zu kontrollierende Anlageparameter ist im kontinuierlichen Betrieb mit festem Weg oder im Chargenbetrieb mit festem Beschickungsmuster – bei einer vorgegebenen Intensität der Strahlungsquelle und einem bestimmten Produkttyp – die Fördergeschwindigkeit bzw. die Timereinstellung.

17. Erstellung des Strahlungsverteilungsplans („dose mapping“)

Zur Erstellung des Strahlungsverteilungsplans sollte die Bestrahlungsanlage mit Bestrahlungsbehältnissen beschickt werden, die Phantomprodukte oder ein repräsentatives Produkt einheitlicher Dichte enthalten. Dabei sollten Dosimeter in mindestens drei gefüllte Bestrahlungsbehältnisse eingebracht werden, die – umgeben von ähnlichen Behältnissen oder Phantomprodukten – durch die Bestrahlungsanlage geführt werden. Wenn das Produkt nicht gleichmäßig angeordnet ist, sollten die Dosimeter in eine größere Anzahl von Behältnissen eingebracht werden.

18. Die Anordnung der Dosimeter hängt von der Größe des Bestrahlungsbehältnisses ab. Für Behältnisse bis zu $1 \times 1 \times 0{,}5$ m kann z. B. ein dreidimensionales 20-cm-Gitter geeignet sein, das so über das Behältnis gelegt wird, daß die Außenflächen miterfaßt werden. Wenn die voraussichtlichen Stellen mit der Höchst- und der Mindestdosis aus einer früheren Leistungsbewertung der Bestrahlungsanlage bekannt sind, könnten einige Dosimeter aus den Bereichen mit durchschnittlicher Dosierung entfernt und so angeordnet werden, daß sie in den Bereichen mit extremer Dosierung ein 10-cm-Gitter bilden.

19. Die Ergebnisse dieses Verfahrens zeigen den Mindest- und den Höchstwert der absorbierten Dosis im Produkt und an der Behältnisoberfläche für eine vorgegebene Auswahl von Anlageparametern, Produktdichten und Beschickungsmustern.

20. Im Idealfall sollten für die Erstellung des Strahlungsverteilungsplans Referenzdosimeter verwendet werden, da diese eine höhere Genauigkeit haben. Routinedosimeter sind zulässig, doch wird empfohlen, zusätzlich an den voraussichtlichen Stellen der Mindest- und Höchstdosis und an der Stelle für die Routinekontrolle in jedem der verwendeten Bestrahlungsbehältnisse Referenzdosimeter anzubringen. Die gemessenen Dosiswerte beinhalten eine zufallsbedingte Meßunsicherheit, die sich aus den Abweichungen bei den Wiederholungsmessungen abschätzen läßt.

21. Die mit den Routinedosimetern gemessene Mindestdosis, mit der sichergestellt werden soll, daß alle Bestrahlungsbehältnisse die erforderliche Mindestdosis erhalten, wird in Kenntnis der zufallsbedingten Meßschwankungen der verwendeten Routinedosimeter eingestellt.

22. Die Parameter der Strahlungsquelle sollten während der Erstellung des Strahlungsverteilungsplans konstant gehalten, überwacht und aufgezeichnet werden. Die Aufzeichnungen sollten zusammen mit den Ergebnissen der Dosismessungen und allen anderen aufgezeichneten Werten aufbewahrt werden.

Elektronenbestrahlungsanlagen

23. Konstruktion

Die von einem bestimmten Teil eines bestrahlten Produkts aufgenommene Dosis hängt vor allem von folgenden Faktoren ab:

a) den technischen Daten des Strahls: Energie, durchschnittliche Strahlungsintensität, Breite und Homogenität des Strahlenbündels;
b) der Fördergeschwindigkeit;
c) der Zusammensetzung und Dichte des Produkts;

d) der Zusammensetzung, Dichte und Dicke des Materials zwischen dem Austrittsfenster und dem jeweiligen Teil des Produkts;

e) der Entfernung Austrittsfenster/Behältnis.

24. Die wichtigsten vom Betreiber zu kontrollierenden Parameter sind die technischen Daten des Strahls und die Fördergeschwindigkeit.

25. Erstellung des Strahlungsverteilungsplans („dose mapping")

    Zur Erstellung des Strahlungsverteilungsplans sollten die Dosimeter zwischen Schichten von homogenen Absorptionslagen eines Phantomprodukts oder zwischen Schichten von repräsentativen Produkten einheitlicher Dichte so angebracht werden, daß innerhalb der maximalen Reichweite der Elektronen mindestens zehn Messungen vorgenommen werden können. In diesem Zusammenhang sollten auch die Punkte 18 bis 21 beachtet werden.

26. Die Parameter der Strahlungsquelle sollten während der Erstellung des Strahlungsverteilungsplans konstant gehalten, überwacht und aufgezeichnet werden. Die Aufzeichnungen sollten zusammen mit den Ergebnissen der Dosismessungen und allen anderen aufgezeichneten Werten aufbewahrt werden.

27. Erneute Abnahmeprüfung

    Die Abnahmeprüfung sollte wiederholt werden, wenn der Prozeß oder die Strahlungsquelle so verändert wird, daß die Dosisverteilung am Bestrahlungsbehältnis beeinträchtigt werden könnte (z. B. bei Veränderung der Strahlenbündel). Der Umfang der erneuten Abnahmeprüfung hängt vom Ausmaß der Veränderungen der Strahlungsquelle oder von der vorgenommenen Beschickung ab. Im Zweifelsfall ist eine erneute Abnahmeprüfung vorzunehmen.

Räumlichkeiten

28. Die Räumlichkeiten sollten so ausgelegt sein und betrieben werden, daß bestrahlte und unbestrahlte Behältnisse getrennt gelagert werden, um eine Kreuzkontamination zu vermeiden. Wenn mit Materialien in geschlossenen Bestrahlungsbehältnissen umgegangen wird, ist eine Trennung zwischen pharmazeutischen und nicht-pharmazeutischen Materialien nicht unbedingt erforderlich, solange nicht die Gefahr einer Kontamination der ersteren durch die letzteren besteht.

    Jede Möglichkeit einer Kontamination der Produkte durch Radionuklide aus der Strahlungsquelle ist auszuschließen.

Behandlung

29. Die Bestrahlungsbehältnisse sind entsprechend dem (der) bei der Validierung festgelegten spezifizierten Beschickungsmuster anzuordnen.

30. Im Verlauf der Behandlung ist die an die Bestrahlungsbehältnisse abgegebene Strahlendosis unter Verwendung validierter Meßverfahren laufend zu kontrollieren. Das Verhältnis zwischen dieser Dosis und der vom Produkt im Behältnis absorbierten Dosis muß bei der Validierung des Vorgangs und der Abnahme der Anlage bestimmt worden sein.

31. Zur besseren Unterscheidung zwischen bestrahlten und unbestrahlten Behältnissen sollten Bestrahlungsindikatoren verwendet werden. Diese sollten jedoch weder die einzige Unterscheidungshilfe sein noch Indikator für eine erfolgreiche Sterilisation sein.
32. Eine gleichzeitige Behandlung von Behältnissen mit unterschiedlichen Produkten in der Bestrahlungskammer sollte nur dann erfolgen, wenn aufgrund von Abnahmeprüfungen oder anderen Nachweisen bekannt ist, daß die von den einzelnen Behältnissen absorbierte Dosis innerhalb der spezifizierten Grenzen liegt.
33. Wird die erforderliche Strahlendosis anlagebedingt im Verlauf von mehr als einer Exposition oder mehr als einem Durchlauf abgegeben, sollte dafür die Zustimmung des Zulassungsinhabers vorliegen; die Abgabe sollte innerhalb eines vorgegebenen Zeitraums erfolgen. Unvorhergesehene Unterbrechungen der Strahlenbehandlung sollten dem Inhaber der Zulassung mitgeteilt werden, wenn dadurch der Bestrahlungsvorgang über einen vorher vereinbarten Zeitraum hinaus ausgedehnt wird.
34. Unbestrahlte Produkte sind zu jeder Zeit von bestrahlten Produkten zu trennen. Zu den dafür verwendeten Methoden zählt die Verwendung von Strahlungsindikatoren (31.) und die entsprechende Auslegung der Betriebsräume (28.).

Gammabestrahlungsanlagen

35. Bei kontinuierlichem Betrieb sollten die Dosimeter so angebracht werden, daß mindestens zwei davon jederzeit der Bestrahlung ausgesetzt sind.
36. Bei Chargenbetrieb sollten mindestens zwei Dosimeter so angebracht werden, daß sie im Bereich der Mindestdosis liegen.
37. Bei kontinuierlichem Betrieb sollte eine Bestätigung für die richtige Anordnung der Strahlungsquelle gegeben sein und eine Kopplung zwischen der Position der Strahlungsquelle und der Förderbewegung bestehen. Die Fördergeschwindigkeit sollte kontinuierlich überwacht und aufgezeichnet werden.
38. Bei Chargenbetrieb sollten die Bewegung der Strahlungsquelle und die Expositionszeiten für jede einzelne Charge laufend kontrolliert und aufgezeichnet werden.
39. Um eine bestimmte gewünschte Dosis zu erreichen, muß die Timereinstellung oder die Fördergeschwindigkeit je nach dem Abfall bzw. der Zunahme der Intensität der Strahlungsquelle korrigiert werden. Die Gültigkeitsdauer der Einstellung der Zeit oder der Geschwindigkeit sollte aufgezeichnet und beachtet werden.

Elektronenbestrahlungsanlagen

40. An jedem Behältnis sollte ein Dosimeter angebracht werden.
41. Kontinuierliche Aufzeichnungen sind erforderlich für die mittlere Strahlungsintensität, die Elektronenenergie, die Breite des Strahlenbündels und die Fördergeschwindigkeit. Außer der Fördergeschwindigkeit müssen diese Parameter innerhalb bestimmter, im Verlauf der Abnahmeprüfung festgelegter Zeiträume kontrolliert werden, da hier plötzliche Veränderungen möglich sind.

Dokumentation

42. Die Anzahl der angelieferten, bestrahlten und ausgelieferten Behältnisse sollte untereinander und mit der entsprechenden Dokumentation verglichen werden. Jede Abweichung sollte gemeldet und geklärt werden.
43. Der Betreiber der Bestrahlungsanlage sollte den von allen bestrahlten Behältnissen einer Charge oder einer Lieferung erhaltenen Dosisbereich schriftlich zertifizieren.
44. Die Unterlagen für die Strahlenbehandlung und die Kontrollen sollten für jede einzelne Bestrahlungscharge von einer benannten verantwortlichen Person geprüft und unterzeichnet und dann aufbewahrt werden. Verfahren und Ort der Aufbewahrung sollten vom Betreiber der Anlage und dem Zulassungsinhaber gemeinsam festgelegt werden.
45. Die Dokumentation über die Validierung und die Abnahme der Anlage sollte mindestens ein Jahr nach Ablauf des Verfalldatums bzw. mindestens fünf Jahre nach der Freigabe des letzten in der Anlage behandelten Produkts aufbewahrt werden; gewählt werden sollte der jeweils längere Zeitraum.

Mikrobiologische Kontrolle

46. Die mikrobiologische Kontrolle fällt in die Zuständigkeit des pharmazeutischen Unternehmers. Dazu kann entsprechend der Festlegung in den Zulassungsunterlagen eine Überwachung der Umgebungsbedingungen bei der Herstellung des Produktes und eine laufende Kontrolle des Produkts vor der Bestrahlung gehören.

13. Ergänzende und überarbeitete Leitlinien für die Herstellung von klinischen Prüfpräparaten (Dezember 1996)

Einleitung

Arzneimittel, die für Prüfungen im Rahmen der Forschung und Entwicklung bestimmt sind, unterliegen gegenwärtig nicht den Rechtsvorschriften der EG für den Bereich Marketing und Herstellung.

Allerdings wurde bei der Verabschiedung der Richtlinie 91/356/EWG über die Gute Herstellungspraxis (GMP) für Humanarzneimittel vereinbart, einen Erwägungsgrund aufzunehmen, nach dem Mitgliedstaaten die Beachtung der Grundsätze der GMP bei der Herstellung von Produkten, die zur Anwendung in klinischen Prüfungen bestimmt sind, verlangen können. Außerdem wurde in einem EG-Diskussionspapier (III/3044/91) im Januar 1991 darauf hingewiesen, daß es unlogisch ist, Prüfpräparate nicht so zu kontrollieren wie Zubereitungen, deren Prototypen sie sind, und die Mehrzahl der Stellungnahmen, die von Interessenten eingingen, stützte diese Anregung.

Deshalb kam man überein, diesen Anhang zum EG-Leitfaden einer Guten Herstellungspraxis auszuarbeiten, um sowohl jenen Mitgliedstaaten, die freiwillige Kontrollen vorsehen, als auch Herstellern von Prüfpräparaten ein Bezugssystem zu bieten, der die Herausbildung gemeinsamer Standards in allen Mitgliedstaaten ermöglicht.

Die Kommission erarbeitet gegenwärtig einen Richtlinienentwurf über klinische Prüfungen, und diese erste Überarbeitung des Anhangs wird bei Bedarf überprüft werden.

Obwohl auch veterinärmedizinische Prüfpräparate unter geeigneten GMP-Bedingungen hergestellt werden sollten, leiten sich die meisten Aspekte dieses Anhangs von der Guten Klinischen Praxis (GCP) für Arzneimittelprüfungen am Menschen ab und sind deshalb spezifisch für klinische Prüfpräparate zur Anwendung am Menschen.

Hinweis: Die Grundsätze und viele der ausführlichen Leitlinien über die Gute Herstellungspraxis für Arzneimittel (Band IV der Reihe „Die Regelung der Arzneimittel in der Europäischen Gemeinschaft“) sowie einige andere Leitlinien der Europäischen Kommission (z. B. Validierung der Virusinaktivierung/Beseitigung) sind für die Herstellung von klinischen Prüfpräparaten relevant.

Dieser Anhang befaßt sich speziell mit Herstellungsvorgängen, die bei klinischen Prüfpräparaten anders sein können, da diese gewöhnlich nicht nach feststehenden Routineverfahren hergestellt werden und in den Anfangsphasen der klinischen Entwicklung möglicherweise noch nicht vollständig charakterisiert sind. Darüber hinaus enthält dieser Anhang Hinweise für Bestellung, Versand und Rückgabe von klinischen Prüfpräparaten, so daß sich hier Anknüpfungspunkte mit der Leitlinie über die Gute Klinische Praxis (überarbeitete Fassung vom 1. Januar 1997) ergeben.

Glossar

Verblindung

Ein Verfahren, bei dem eine oder mehrere an der Prüfung beteiligte Parteien in Unkenntnis über die Behandlungszuordnung gehalten werden. Bei einfachem Blindversuch haben normalerweise die Probanden und bei Doppelblindversuchen die Probanden, Prüfärzte, Studienmonitoren und in einigen Fällen auch die Datenauswerter keine Kenntnis von der Behandlungszuordnung.

Klinische Prüfung

Jede Untersuchung an Menschen zu dem Zweck, die klinischen, pharmakologischen und/oder sonstigen pharmakodynamischen Wirkungen eines oder mehrerer Prüfpräparate zu ermitteln oder zu überprüfen und/oder eventuelle unerwünschte Wirkungen des(der) Prüfpräparate(s) festzustellen und/oder die Resorption, Verteilung, Verstoffwechslung und Ausscheidung des(der) Prüfpräparate(s) mit dem Ziel des Nachweises seiner(ihrer) Unbedenklichkeit und/oder Wirksamkeit zu untersuchen.

Vergleichspräparat

Ein Prüfpräparat oder bereits zugelassenes Arzneimittel (d. h. eine Verumkontrolle) oder ein Placebo, das als Referenz in einer klinischen Prüfung verwendet wird.

Klinisches Prüfpräparat

Eine Darreichungsform eines Wirkstoffs oder Placebos, die geprüft oder in einer klinischen Prüfung als Referenz verwendet wird, einschließlich ein zugelassenes Präparat, wenn dieses abweichend von der zugelassenen Form verwendet oder zusammengesetzt (formuliert oder verpackt) oder für eine nicht zugelassene Indikation verwendet wird oder wenn es verwendet wird, um weitere Informationen über ein zugelassenes Anwendungsgebiet zu erhalten.

Prüfarzt

Eine Person, die für die Durchführung der klinischen Prüfung am Prüfzentrum verantwortlich ist. Wenn eine Prüfung von einer Gruppe von Personen an einem Prüfzentrum durchgeführt wird, ist der Prüfarzt der verantwortliche Leiter der Gruppe und kann auch als leitender Prüfarzt bezeichnet werden.

Auftrag

Anweisung zur Verarbeitung, Verpackung und/oder Versand einer bestimmten Anzahl von Einheiten eines klinischen Prüfpräparates.

Dossier der Produktspezifikationen

Referenzdossier, das alle notwendigen Informationen zur Ausarbeitung der genauen schriftlichen Anweisungen für Verarbeitung, Verpackung, Qualitätskontrolle, Chargenfreigabe und Versand enthält.

Versand

Der Arbeitsgang der Verpackung für den Transport und der Versendung von bestellten Arzneimitteln für klinische Prüfungen.

Sponsor

Eine Einzelperson, Firma, Einrichtung oder Organisation, die für den Beginn, die Durchführung und/oder Finanzierung einer klinischen Prüfung verantwortlich zeichnet.

Qualitätsmanagement

1. Einige der Herstellungsprozesse von Prüfpräparaten, für die noch keine Zulassung vorliegt, sind möglicherweise nicht in dem Maße validiert, wie dies für eine Routineproduktion erforderlich ist. Bei sterilen Erzeugnissen sollte die Validierung der Sterilisationsprozesse den gleichen Standard wie bei bereits zugelassenen Produkten haben. Die Produktspezifikationen und Herstellungsanweisungen können sich im Verlauf der Entwicklung verändern. Diese erhöhte Komplexität des Herstellungsablaufs erfordert ein sehr effektives Qualitätssicherungssystem.

2. Das vom Hersteller entwickelte, eingeführte und überprüfte Qualitätssicherungssystem sollte in schriftlichen Verfahrensanweisungen, die vom Sponsor gepflegt werden, beschrieben sein und die für Prüfpräparate anwendbaren Grundsätze der GMP berücksichtigen.

3. Die Arbeitsgänge der Verpackung und Kennzeichnung erfolgen häufig nach der Freigabe der Bulkware und in Übereinstimmung mit bestimmten Anforderungen verschiedener klinischer Prüfungen. Diese Vorgänge sind von größter Wichtigkeit für die Integrität der klinischen Prüfungen. In dieser Hinsicht sind Selbstinspektionen oder unabhängige Audits, wie sie in der EG-Leitlinie über die Gute Klinische Praxis sowie in Ziffer 9.2 des EG-GMP-Leitfadens genannt werden, ein wesentlicher Bestandteil des Qualitätssicherungssystems.

Personal

4. Obwohl wahrscheinlich nur eine kleine Zahl an Mitarbeitern beteiligt ist, sollten verschiedene Personen für Herstellung und Qualitätskontrolle verantwortlich sein. Alle Herstellungsvorgänge sollten unter der Aufsicht eines eindeutig benannten Verantwortlichen durchgeführt werden. Das mit der Freigabe von Prüfpräparaten betraute Personal sollte in Qualitätssystemen, den GMP-Grundsätzen und Zulassungsanforderungen den für die jeweiligen Produkte zutreffenden gesetzlichen Erfordernissen angemessen geschult sein. Es muß von dem für die Herstellung verantwortlichen Personal unabhängig sein.

Räumlichkeiten und Ausrüstung

5. Im Verlauf der Herstellung von klinischen Prüfpräparaten kann es vorkommen, daß verschiedene Produkte in denselben Räumlichkeiten und zur selben Zeit gehandhabt werden; dies unterstreicht die Notwendigkeit, alle Risiken einer Kontamination, einschließlich der Kreuzkontamination und der Verwechslung von Produkten, durch geeignete Verfahren zu minimieren.

6. Für die Herstellung der in Ziffer 3.6 des EG-GMP-Leitfadens genannten Produkte kann eine Kampagne anstelle von produktbezogenen und geschlossenen Fertigungsanlagen annehmbar sein. Da die Toxizität der Stoffe möglicherweise nicht vollständig bekannt ist, ist die Reinigung besonders wichtig, dabei ist die Löslichkeit des Produktes und der Hilfsstoffe in den verschiedenen Reinigungsmitteln zu berücksichtigen.

7. Die Validierung aseptischer Prozesse bereitet besondere Schwierigkeiten, wenn die Chargengröße klein ist; in diesen Fällen kann die Anzahl der abgefüllten Einheiten bereits die maximale Anzahl der bei der Herstellung abgefüllten Einheiten sein. Die Abfüllung und das Verschließen erfolgen häufig von Hand und beinhalten enorme Herausforderungen für die Sterilität; deshalb sollte den Umgebungskontrollen verstärkte Aufmerksamkeit gewidmet werden.

Dokumentation

8. Spezifikationen (für Ausgangsstoffe, Primärpackmittel, Zwischenprodukte und Bulkware sowie Fertigprodukte), Herstellungsvorschriften sowie Verarbeitungs- und Verpackungsanweisungen können sich im Verlauf der Produktentwicklung ändern. Jede neue Fassung sollte die neuesten Daten, den aktuellen Stand der verwendeten Technik und die gesetzlichen und arzneibuchspezifischen Anforderungen berücksichtigen und sich auf die letzte Fassung beziehen, so daß die Rückverfolgbarkeit zum Vorläuferdokument möglich ist. Änderungen sind zu begründen.
9. Es ist nicht unbedingt notwendig, Herstellungsvorschriften und Verarbeitungsanweisungen zu erstellen, doch sollten für jeden Herstellungsvorgang bzw. jede Lieferung klare und zweckmäßige schriftliche Anweisungen und Protokolle vorliegen. Besonders wichtig sind die Protokolle für die Ausarbeitung der Endfassung der Unterlagen, die bei der späteren Routineherstellung verwendet werden sollen.
10. Die Protokolle der Chargenherstellung sollten für die Dauer von mindestens 2 Jahren nach Abschluß der klinischen Prüfung oder mindestens 2 Jahren nach formellem Abbruch der Prüfung oder in Übereinstimmung mit den geltenden gesetzlichen Bestimmungen aufbewahrt werden.

Auftrag

11. Ein Auftrag kann die Verarbeitung und/oder Verpackung einer bestimmten Anzahl von Einheiten und/oder deren Versand erfordern. Der Auftrag kann nur vom Sponsor an den Hersteller eines Prüfpräparates erteilt werden. Er sollte schriftlich erfolgen (kann aber elektronisch übermittelt werden) und so genau sein, daß keine Unklarheiten aufkommen können. Der Auftrag sollte formell bestätigt sein und sich auf das genehmigte Dossier der Produktspezifikationen beziehen.

Dossier der Produktspezifikationen

12. Alle notwendigen Informationen zur Ausarbeitung der genauen schriftlichen Anweisungen für Verarbeitung, Verpackung, Qualitätskontrolle, Chargenfreigabe, Lagerungsbedingungen und/oder Versand sollten in einem Dossier der Produktspezifikationen aufgeführt sein. Dieses Dossier der Produktspezifikationen sollte laufend auf den neuesten Stand gebracht werden, wobei die Rückverfolgbarkeit zu vorangegangenen Fassungen sicherzustellen ist.

Herstellungsvorschriften und -verarbeitungsanweisungen

13. Alle Änderungen sollten nach einem schriftlichen Verfahren vorgenommen werden, das auf eventuelle Auswirkungen auf Stabilität und Bioäquivalenz eingehen sollte. Änderungen sollten von einer verantwortlichen Person genehmigt und eindeutig protokolliert werden.

Verpackungsanweisungen

14. Die Verpackung und Kennzeichnung von Prüfpräparaten ist wahrscheinlich komplexer und anfälliger für Fehler (die meist auch schwieriger festzustellen sind) als die von bereits zugelassenen Präparaten, wenn „verblindete" Etiketten verwendet werden. Kontrollverfahren wie Etikettabgleich, Linienabnahme etc. sowie die unabhängigen Kontrollen durch die Mitarbeiter der Qualitätskontrolle sollten entsprechend verstärkt werden.
15. Klinische Prüfpräparate müssen für jeden in die klinische Prüfung einbezogenen Patienten individuell verpackt werden. Die Verpackungsanweisungen richten sich nach dem Auftrag. Im Gegensatz zur Herstellung von zugelassenen Arzneimitteln in großem Maßstab können die Chargen von Prüfpräparaten in verschiedene Verpackungschargen unterteilt und in mehreren Arbeitsgängen über einen bestimmten Zeitraum verpackt werden.
16. Die Anzahl der zu verpackenden Einheiten sollte vor Beginn der Verpackungsvorgänge festgelegt werden, wobei auch die zur Durchführung von Qualitätskontrollen erforderlichen Einheiten sowie die Anzahl der Rückstellmuster zu berücksichtigen sind. Nach Abschluß des Verpackungs- und Etikettierungsprozesses sollte ein Abgleich erfolgen.

Kennzeichnungsanweisungen

17. Die Etiketten sollten folgende Angaben enthalten:
    a) Name des Sponsors;
    b) Darreichungsform, Art der Anwendung, Anzahl der Dosierungseinheiten (sowie Bezeichnung/Kennzeichen des Präparates sowie Stärke/Konzentration bei offener Prüfung);
    c) Chargen- und/oder Codenummer zur Identifizierung von Inhalt und Verpackungsvorgang;
    d) Gegebenenfalls Identifikationsnummer des Probanden;
    e) Gebrauchsanweisung;
    f) Hinweis 'Zur klinischen Prüfung bestimmt',
    g) Name des Prüfarztes (sofern nicht als Code in der Prüfungsnummer enthalten);
    h) Prüfungsnummer, die eine Identifikation des Prüfzentrums und des Prüfarztes erlaubt;
    i) Lagerungsbedingungen;
    j) Dauer der Verwendbarkeit (Mindesthaltbarkeitsdatum oder Verfalldatum oder Datum für Wiederholungsprüfung) unter Angabe von Monat/Jahr;
    k) Hinweis 'Für Kinder unzugänglich aufbewahren', es sei denn, das Präparat ist nur zur Verwendung im Krankenhaus bestimmt.

    Die äußere Umhüllung kann Symbole oder Piktogramme zur Verdeutlichung oben genannter Angaben und die Aufforderung 'Leere Packungen' und 'Nicht verbrauchte Präparate zurückgeben' enthalten.

    Weitere Angaben, wie z. B. Warn- und Anwendungshinweise, können gegebenenfalls entsprechend dem Auftrag aufgeführt sein. Ein Exemplar jedes Etikettentyps sollte mit den Chargenprotokollen aufbewahrt werden.

18. Auf der Primärverpackung sind, wenn auf der äußeren Umhüllung die Angaben unter 17. a bis k aufgeführt sind, die Angaben unter 17. a bis f anzugeben.
19. Wenn auf der äußeren Umhüllung die Angaben unter 17. a bis k aufgeführt sind und die Primärverpackung aus Blisterstreifen oder kleinen Packeinheiten wie Ampullen besteht, auf denen die Angaben unter 17. a bis f keinen Platz finden, müssen zumindest die Angaben unter 17. a, c und d sowie im Falle von Ampullen die Art der Anwendung auf der Primärverpackung erscheinen.
20. Bei Verlängerung der Dauer der Verwendbarkeit ist ein zusätzliches Etikett auf dem Prüfpräparat anzubringen. Auf diesem zusätzlichen Etikett sollte das neue Mindesthaltbarkeitsdatum und die Chargenbezeichnung angegeben sein. Es kann das alte Mindesthaltbarkeitsdatum überdecken, aus Gründen der Qualitätskontrolle nicht aber die ursprüngliche Chargenbezeichnung. Dieser Vorgang kann am Prüfzentrum durch den(die) klinischen Prüfmonitor(e) oder vom Apotheker des klinischen Prüfzentrums in Übereinstimmung mit spezifischen und Standard-Arbeitsanweisungen und ggf. vertraglich geregelt durchgeführt werden. Der Vorgang sollte von einer zweiten Person kontrolliert werden. Belege für diese zusätzliche Etikettierung sollten in die Prüfunterlagen und in die Chargenprotokolle aufgenommen werden.

Chargenherstellungs- und Chargenverpackungsprotokolle

21. Chargenherstellungs- und Chargenverpackungsprotokolle sollten so ausführlich geführt werden, daß die Arbeitsabläufe genau zurückverfolgbar sind. Diese Protokolle sollten sachdienliche Anmerkungen enthalten, die das vorhandene Produktwissen erweitern und Verbesserungen des Herstellungsprozesses ermöglichen bzw. die verwendeten Verfahren rechtfertigen.

Herstellung

Ausgangsstoffe

22. Die gleichbleibende Qualität der Präparate kann durch die Qualität der Ausgangsstoffe beeinflußt werden. Ihre physikalischen und chemischen Eigenschaften sollten deshalb in ihren Spezifikationen festgelegt, dokumentiert und kontrolliert werden. Die Spezifikationen für arzneilich wirksame Ausgangsstoffe sollten unter Berücksichtigung des aktuellen Wissensstandes so umfassend wie möglich sein. Die Spezifikationen für wirksame und nicht wirksame Ausgangsstoffe (Hilfsstoffe) sollten im Verlauf der Entwicklung regelmäßig überprüft und bei Bedarf aktualisiert werden.
23. Ausführliche Angaben über die Qualität der Wirk- und Hilfsstoffe sollten vorliegen, so daß Änderungen bei der Herstellung erkannt und bei Bedarf berücksichtigt werden können.

Herstellungsvorgänge

24. Während der Entwicklungsphase stehen unter Umständen nicht immer validierte Verfahren zur Verfügung, so daß die kritischen Parameter und die Inprozeßkontrollen zur Überwachung dieser Parameter im voraus schwierig zu erkennen sind. In diesen Fällen können in der Regel vorläufige Herstellungsparameter und Inprozeßkontrollen aus Erfahrungen mit analogen Produkten abgeleitet werden. Sorgfältige Überlegungen seitens

des Personals in Schlüsselstellung sind erforderlich, um die notwendigen Anweisungen zu formulieren und laufend an die bei der Herstellung gewonnenen Erfahrungen anzupassen.

25. Der Abgleich ist ein wesentlicher Bestandteil der Kontrolle des Herstellungsprozesses. Die tatsächlichen und theoretischen Ausbeuten sollten abgeglichen und eventuelle auffällige Abweichungen überprüft werden.
26. Eventuelle Maßnahmen zur Inaktivierung/Beseitigung von Viren und/oder sonstigen Verunreinigungen biologischen Ursprungs sollten den Verfahren für bereits zugelassene Produkte in nichts nachstehen. Die Reinigungsverfahren sollten sehr streng sein und vor dem Hintergrund der unvollständigen Kenntnis der Toxizität des Prüfpräparates ausgelegt sein. Wenn Prozesse wie Mischvorgänge nicht validiert sind, können zusätzliche Qualitätskontrollen notwendig sein.

Grundsätze für die Verwendung von Vergleichspräparaten

27. In Studien, in denen ein Prüfpräparat mit einem zugelassenen Präparat verglichen wird, ist darauf zu achten, daß die Unversehrtheit und Qualität des Vergleichspräparates (Fertigarzneiform, Packmittel, Lagerungsbedingungen etc.) sichergestellt ist. Wenn wesentliche Änderungen am Vergleichspräparat vorgenommen werden müssen, sollten Daten (z. B. zur Haltbarkeit, vergleichende Wirkstoff-Freisetzung, Bioverfügbarkeit) vorliegen, die nachweisen, daß diese Veränderungen die ursprünglichen Qualitätsmerkmale des Präparates nicht wesentlich beeinflussen.
28. Da das auf der Originalpackung angegebene Verfalldatum für das Arzneimittel in genau dieser Packung bestimmt wurde und möglicherweise nicht mehr anwendbar ist, wenn das Produkt in ein anderes Behältnis abgepackt wird, trägt der Sponsor die Verantwortung dafür, unter Berücksichtigung der Art des Produktes, der Merkmale des Behältnisses und der Lagerungsbedingungen, denen das Produkt ausgesetzt wird, ein geeignetes Mindesthaltbarkeitsdatum zur Anbringung auf dem Etikett zu bestimmen. Dieses Datum muß vor dem Verfalldatum der Originalverpackung liegen. Wenn Haltbarkeitsdaten fehlen oder wenn die Haltbarkeitskriterien während der klinischen Prüfung nicht beachtet werden, darf dieses Datum 25 % der verbleibenden Zeit zwischen dem Datum der Umverpackung und dem Verfalldatum auf dem ursprünglichen Bulkbehältnis des Herstellers oder einen Zeitraum von 6 Monaten ab dem Datum der Umverpackung des Arzneimittels, je nachdem welcher Zeitraum früher endet, nicht überschreiten.

Randomisierungscode

29. Die Erstellung, Verteilung, Handhabung und Aufbewahrung von Randomisierungscodes, die bei der Verpackung von Prüfpräparaten verwendet werden, sollte in Verfahrensanweisungen beschrieben sein.

Verblindung

30. Ein System zur ordnungsgemäßen Identifizierung der 'verblindeten' Präparate sollte eingeführt werden. Dieses System muß in Verbindung mit dem Randomisierungscode und der Randomisierungsliste die ordnungsgemäße Identifizierung des Präparates sowie die eventuell notwendige Rückverfolgbarkeit der Codes und Chargenbezeichnung des Produktes vor der Verblindung ermöglichen.
31. Es sollten Muster der verblindeten Prüfpräparate aufbewahrt werden.

Qualitätskontrolle

32. Da Verfahren möglicherweise nicht standardisiert oder vollständig validiert sind, gewinnen die Prüfungen des Endproduktes an Bedeutung, um sicherzustellen, daß jede Charge ihrer Spezifikation entspricht.

33. Bei der Qualitätskontrolle sollte die Einhaltung von Spezifikationen, die die Wirksamkeit von Arzneimitteln betreffen, besonders beachtet werden, d. h.:

    - Genauigkeit der therapeutischen oder Einzeldosis: Homogenität, Gleichförmigkeit des Gehalts;
    - Freisetzung der Wirkstoffe: Löslichkeit, Auflösungszeit etc.;
    - Abschätzung der Haltbarkeit ggf. unter beschleunigten und Streßbedingungen, Bestimmung der vorläufigen Lagerungsbedingungen und der Haltbarkeit des Präparates.

    Bei Bedarf sollte die Qualitätskontrolle auch die Vergleichbarkeit von Aussehen, Geruch und Geschmack von 'verblindeten' Arzneimitteln überprüfen.

34. Muster jeder Produktcharge sollten unter der Verantwortung des Herstellers oder des Importeurs, der die Charge für den Gebrauch in der EU freigibt, aufbewahrt werden. Sie sind in dem bei der Prüfung verwendeten Primärbehältnis oder in einem geeigneten Bulkbehältnis mindestens 1 Jahr nach Ablauf der endgültigen Haltbarkeit oder zwei Jahre nach Abschluß der klinischen Prüfung, je nachdem, welcher Zeitraum länger ist, aufzubewahren. Wenn das Muster nicht in der für die Prüfung verwendeten Pakkung aufbewahrt wird, sollten Haltbarkeitsdaten zur Begründung der Haltbarkeit in der verwendeten Packung vorliegen.

Chargenfreigabe

35. Die Produktfreigabe erfolgt häufig in zwei Stufen: vor und nach der Endverpackung:

    - Bewertung der Bulkware: diese sollte alle relevanten Faktoren, einschließlich Herstellungsbedingungen, Ergebnisse der Inprozeßkontrollen, Überprüfung der Herstellungsdokumentation und Übereinstimmung mit der Produktspezifikation sowie mit dem Auftrag, umfassen.
    - Bewertung des Endproduktes: diese sollte über die Bewertung der Bulkware hinaus alle relevanten Faktoren umfassen, einschließlich der Verpackungsbedingungen, Ergebnisse der Inprozeßkontrollen, Überprüfung der Verpackungsdokumentation und Übereinstimmung mit der Produktspezifikation sowie mit dem Auftrag.

Freier Warenverkehr

36. Da Prüfpräparate durch entsprechend qualifiziertes Personal freigegeben werden („technisches grünes Licht"), sind spätere Analysen nach dem Versand in andere Mitgliedstaaten nicht gerechtfertigt, wenn dokumentiert ist, daß geeignete Kontrolluntersuchungen und Produktfreigaben im EWR erfolgt sind.

Herstellung und Prüfung im Lohnauftrag

37. Im Vertrag muß neben anderen Bestimmungen eindeutig angegeben sein, daß die Arzneimittel für klinische Prüfungen bestimmt sind. Die Zusammenarbeit zwischen den Vertragsparteien sollte sehr eng sein.

Beanstandungen

38. Die Schlußfolgerungen von Nachforschungen im Zusammenhang mit einer Beanstandung sollten zwischen dem Hersteller und dem Sponsor (falls nicht identisch) oder zwischen der verantwortlichen Person des Herstellers und den für die betreffende klinische Prüfung Verantwortlichen erörtert werden, um mögliche Auswirkungen auf die Prüfung und die Produktentwicklung abzuschätzen.

Rückrufe und Rückgaben

39. Verfahren für die Rücknahme von Prüfpräparaten und die Dokumentation dieser Rücknahme (z. B. bei Rückruf fehlerhafter Präparate, Rückgabe nach Abschluß der Prüfung, Rückgabe von Präparaten mit abgelaufenem Verfalldatum) sollten vorhanden sein. Sponsor, Prüfarzt, Monitor und die für Rückrufe verantwortlichen Personen sollten diese kennen.

Versand – Rückgabe – Vernichtung

40. Versand, Rückgabe und Vernichtung von nicht verbrauchten Präparaten sollten gemäß schriftlichen Verfahrensanweisungen erfolgen.

Versand

41. Der Versand von Prüfpräparaten erfolgt gemäß den Anweisungen des Sponsors im Versandauftrag.
42. Prüfpräparate werden erst nach einem zweistufigen Freigabeverfahren an einen Prüfarzt versandt: Freigabe des Präparates nach der Qualitätskontrolle (‘technisches grünes Licht’) und Genehmigung des Sponsors zur Verwendung des Präparates (‘regulatorisches grünes Licht’). Beide Freigaben sollten protokolliert und die Protokolle aufbewahrt werden.
43. Die Verpackung muß gewährleisten, daß das Arzneimittel während des Transports und der Zwischenlagerung in gutem Zustand bleibt. Jedes Öffnen bzw. jede Manipulation an der äußeren Umhüllung während des Transports sollte leicht erkennbar sein.
44. Der Sponsor sollte sicherstellen, daß die Lieferung dem richtigen Empfänger im erforderlichen Zustand zugestellt und dies quittiert wird.
45. Über die Lieferungen des Herstellers sollte genau Bestand geführt werden, wobei insbesondere der Empfänger genannt werden sollte.
46. Die Weitergabe von Prüfarzneimitteln von einem Prüfzentrum zu einem anderen sollte die Ausnahme bleiben und nur im Falle sehr teurer Präparate, begrenzter Arzneimittelmengen für klinische Prüfungen oder in Notfällen zugelassen werden. Die Weitergabe sollte in Standardarbeitsanweisungen geregelt sein, die sich je nach Lagerungsort des weiterzugebenden Arzneimittels (aus einem Lager des Sponsors, aus der Apotheke am Prüfzentrum oder aus Beständen des Prüfarztes) unterscheiden. Wenn das weiterzuleitende Präparat nicht in der Apotheke des Prüfzentrums sondern beim Prüfarzt gelagert war, sind vor der Verwendung an einem anderen

Prüfzentrum angemessene Vorsichtsmaßnahmen und Kontrollen in Betracht zu ziehen. In den meisten Fällen muß das Präparat wohl zunächst zur Neuetikettierung und Durchführung umfassender Wiederholungsprüfungen auf Einhaltung der Endproduktspezifikationen an den Sponsor zurückgehen, um sicherzustellen, daß es weiterhin für den Verwendungszweck geeignet ist und die Voraussetzungen für die erneute Freigabe erfüllt.

Rückgabe

47. Prüfpräparate sollten unter vereinbarten Bedingungen, die vom Sponsor festgelegt, in schriftlichen Verfahrensanweisungen niedergelegt und von befugtem Personal genehmigt sind, zurückgegeben werden.
48. Zurückgegebene Prüfpräparate sind eindeutig zu kennzeichnen und in einem gesonderten Bereich aufzubewahren. Über die zurückgegebenen Arzneimittel ist eine Bestandsliste zu führen.

Vernichtung

49. Der Sponsor ist für die Vernichtung nicht verwendeter Prüfpräparate verantwortlich. Prüfpräparate sollten deshalb vom Hersteller nicht ohne vorherige schriftliche Genehmigung des Sponsors vernichtet werden.
50. Die Vernichtung sollte so protokolliert werden, daß alle Einzelschritte nachvollziehbar sind. Die Protokolle sollten vom Sponsor aufbewahrt werden. Die Vernichtung sollte erst nach Abschluß der klinischen Prüfung und Vorliegen des Abschlußberichtes erfolgen.
51. Wenn der Hersteller mit der Vernichtung der Präparate beauftragt wird, sollte er ein Vernichtungszertifikat bzw. eine Vernichtungsbestätigung für den Sponsor ausstellen. Aus diesen Unterlagen sollten die betreffenden Chargen und/oder Patientennummern sowie die tatsächlich vernichteten Mengen eindeutig hervorgehen.

Ergänzende Leitlinie für die Herstellung von Arzneimitteln[1] aus menschlichem Blut oder Blutplasma (März 2000)

Einleitung

Gemäß der Richtlinie 75/318/EWG[2] umfassen Ausgangsstoffe für aus menschlichem Blut oder Blutplasma hergestellte biologische Arzneimittel Ursprungsmaterial wie Zellen oder Flüssigkeiten, einschließlich Blut oder Plasma. Aus menschlichem Blut oder Blutplasma hergestellte Arzneimittel haben bestimmte spezifische Merkmale, die sich aus der biologischen Natur des Ursprungsmaterials ergeben. Beispielsweise können Krankheitserreger, insbesondere Viren, das Ursprungsmaterial kontaminieren. Die Sicherheit dieser Produkte hängt ab von der Kontrolle der Ursprungsmaterialien und ihrer Herkunft sowie der anschließenden Herstellungsverfahren, einschließlich der Beseitigung und Inaktivierung von Viren.

Für Arzneimittel aus menschlichem Blut oder Blutplasma gelten, wenn nicht anders vermerkt, die allgemeinen Kapitel der Leitlinien für die Gute Herstellungspraxis. Ferner können einige Anhänge Anwendung finden, wie Herstellung steriler Arzneimittel, Anwendung ionisierender Strahlung bei der Arzneimittelherstellung, Herstellung biologischer Arzneimittel und computergestütze Systeme.

Da die Qualität der Fertigerzeugnisse durch alle Herstellungsschritte, einschließlich der Blut- oder Plasmaentnahme, beeinflußt wird, sollten alle Arbeitsvorgänge im Einklang mit einem angemessenen Qualitätssicherungssystem und der geltenden Guten Herstellungspraxis durchgeführt werden.

Gemäß der Richtlinie 89/318/EWG müssen die erforderlichen Maßnahmen getroffen werden, um die Übertragung von Infektionskrankheiten zu verhüten, und die Anforderungen und Normen der Monographien des Europäischen Arzneibuchs für Plasma zur Fraktionierung und für Arzneimittel aus menschlichem Blut oder Blutplasma eingehalten werden. Diese Maßnahmen umfassen ferner die Empfehlung des Rates vom 29. Juni 1998 über die Eignung von Blut- und Plasmaspendern und das Screening von Blutspenden in der Europäischen Gemeinschaft[3] (98/463/EG), die Empfehlungen des Europarates (s. "Guide to the preparation, use and quality assurance of blood components", Council of Europe Press) und der Weltgesundheitsorganisation (s. Bericht des Sachverständigenausschusses für biologische Normung der WHO, WHO Technical Report Series 840, 1994).

---

[1] Richtlinie 89/381/EWG des Rates vom 14. Juni 1989 zur Erweiterung des Anwendungsbereichs der Richtlinien 65/65/EWG und 75/319/EWG zur Angleichung der Rechts- und Verwaltungsvorschriften über Arzneispezialitäten und zur Festlegung besonderer Vorschriften für Arzneimittel aus menschlichem Blut oder Blutplasma (ABl. Nr. L 181 vom 28. 6. 1989).

[2] Richtlinie 75/318/EWG des Rates vom 20. Mai 1975 zur Angleichung der Rechts- und Verwaltungsvorschriften der Mitgliedstaaten über die analytischen, toxikologisch-pharmakologischen und ärztlichen oder klinischen Vorschriften und Nachweise über Versuche mit Arzneimittelspezialitäten (ABl. Nr. L 147 vom 9. 6. 1975, S. 1), zuletzt geändert durch die Richtlinie 93/39/EWG (ABl. Nr. L 214 vom 24. 8. 1993, S. 22).

[3] ABl. L 2032 vom 1. 7. 1998, S. 14.

Dieser Anhang ist auch im Zusammenhang mit den vom Ausschuß für Arzneispezialitäten (CPMP) verabschiedeten Leitlinien, insbesondere der "Note for guidance on plasma-derived medicinal products" (CPMP/BWP/269/95 rev. 2), "Virus validation studies: the design, contribution and interpretation of studies validating the inactivation and removal of viruses" zu lesen, die in Band 3A der „Regelung für Arzneimittel in der Europäischen Gemeinschaft" und "Contribution to part II of the structure of the dossier for applications for marketing authorisation – control of starting materials for the production of blood derivatives" (III/5272/94) veröffentlicht ist.

Diese Dokumente werden in regelmäßigen Abständen überarbeitet. Bei Verweisen sollte stets auf die letzte Fassung Bezug genommen werden.

Die Bestimmungen dieses Anhangs gelten für Arzneimittel aus menschlichem Blut oder Blutplasma. Sie betreffen nicht Blutbestandteile, die bei Bluttransfusionen eingesetzt werden, da diese gegenwärtig nicht von den EG-Richtlinien abgedeckt sind. Jedoch können viele dieser Bestimmungen auf derartige Bestandteile angewendet werden, und die zuständigen Behörden können deren Einhaltung fordern.

Glossar

Blut	Von einem einzigen Spender stammendes Vollblut, das entweder für die Transfusion oder für weitere Herstellungszwecke aufbereitet wird
Blutbestandteile:	Therapeutische Bestandteile des Blutes (rote und weiße Blutkörperchen, Plasma, Blutplättchen), die durch Zentrifugieren, Filtrieren und Gefrieren unter Anwendung herkömmlicher Blutbank-Methoden hergestellt werden können
Aus Blut oder Blutplasma hergestellte Arzneimittel:	Dieselbe Bedeutung wie in der Richtlinie 89/381/EWG

Qualitätsmanagement

1. Die Qualitätssicherung sollte alle Schritte abdecken, die zum Fertigerzeugnis führen, von der Entnahme (einschließlich Spenderauswahl, Blutbeutel, Antikoagulans-Lösungen und Test-Kits) bis hin zur Lagerung, zum Transport, zur Verarbeitung, Qualitätskontrolle und Ablieferung des Fertigerzeugnisses, wobei diese mit den im Kapitel Einleitung dieses Anhangs genannten Texten in Einklang sein sollten.
2. Als Ursprungsmaterial für die Herstellung von Arzneimitteln verwendetes Blut oder Plasma sollte durch Einrichtungen entnommen und von Laboratorien getestet werden, die der behördlichen Inspektion unterliegen und von einer zuständigen Behörde zugelassen sind.
3. Die Verfahren zur Feststellung der Eignung von Personen als Spender von Blut oder Plasma, das als Ursprungsmaterial für die Herstellung von Arzneimitteln verwendet wird, und die Ergebnisse der Testung ihrer Spenden sind von der Spendeeinrichtung zu dokumentieren und sollten dem Arzneimittelhersteller zur Verfügung stehen.

4. Die Überwachung der Qualität von aus menschlichem Blut oder Plasma hergestellten Arzneimitteln sollte so erfolgen, daß alle Abweichungen von den Qualitätsspezifikationen festgestellt werden können.
5. Nicht verwendete und zurückgegebene Arzneimittel aus menschlichem Blut oder Plasma sollten normalerweise nicht ein zweites Mal abgegeben werden (siehe auch Ziff. 5.65 des allgemeinen Leitfadens für die Gute Herstellungspraxis).

Räumlichkeiten und Ausrüstung

6. Die Räumlichkeiten, in denen die Blut- oder Plasmaentnahme erfolgt, sollten von geeigneter Größe, Konstruktion und Lage sein, um damit einen ordnungsgemäßen Betrieb, Reinigung und Instandhaltung zu erleichtern. Die Entnahme, Verarbeitung und Testung von Blut und Plasma sollte nicht in ein und demselben Bereich durchgeführt werden. Es sind geeignete Räumlichkeiten für Spenderbefragungen vorzusehen, so daß diese Befragungen in ausreichender Vertraulichkeit durchgeführt werden können.
7. Ausrüstungen für die Herstellung, Entnahme und Testung sollten so ausgelegt, qualifiziert und instandgehalten werden, daß sie für die vorgesehenen Zwecke geeignet sind und keinerlei Gefahr darstellen. Wartung und Kalibrierung sind in regelmäßigen Abständen gemäß festgelegten Verfahren durchzuführen und zu dokumentieren.
8. Bei der Herstellung von Arzneimitteln aus Blutplasma werden Verfahren zur Inaktivierung oder Beseitigung von Viren angewendet. Ferner sollten Maßnahmen getroffen werden, um Kreuzkontamination von behandelten mit unbehandelten Produkten zu vermeiden; für behandelte Produkte sollten fest zugeordnete und bestimmte Räumlichkeiten und Ausrüstungen eingesetzt werden.

Entnahme von Blut und Blutplasma

9. Zwischen dem Hersteller des aus menschlichem Blut und Plasma hergestellten Arzneimittels und dem Blut-/Plasma-Entnahmezentrum oder der für die Entnahme zuständigen Organisation ist ein Standardvertrag abzuschließen. Anleitungen für den Inhalt des Standardvertrags können dem Dokument "Contribution to part II of the structure of the dossier for applications for marketing authorisation – control of starting materials for the production of blood derivatives" (III/5272/94) entnommen werden.
10. Jeder Spender muß bei seiner Aufnahme und erneut vor der Venenpunktion eindeutig identifiziert werden; siehe auch die Empfehlung des Rates vom 29. Juni 1998 über die Eignung von Blut- und Plasmaspendern und das Screening von Blutspenden in der Europäischen Gemeinschaft[4)] (98/463/EG).
11. Die Methode zur Desinfektion der Haut des Spenders sollte genau beschrieben sein und ihre Wirksamkeit nachgewiesen werden. Diese Methode sollte dann beibehalten werden.

[4)] ABl. L 2032 vom 1. 7. 1998, S. 14.

12. Die Spendennummern auf den Etiketten müssen von einer zweiten Person überprüft werden, um sicherzustellen, daß diese auf den Blutbeuteln, den Probenröhrchen und im Spendenprotokoll identisch sind.
13. Blutbeutel und Apheresesysteme sollten vor ihrer Verwendung zur Blut- oder Plasmaentnahme auf etwaige Beschädigung oder Kontamination überprüft werden. Um die Rückverfolgbarkeit sicherzustellen, sollten die Chargennummer der Blutbeutel und Apheresesysteme dokumentiert werden.

Rückverfolgbarkeit und Maßnahmen nach der Entnahme

14. Unter Berücksichtigung der Vertraulichkeit muß ein System vorhanden sein, das die Rückverfolgbarkeit jeder Spende gestattet, und zwar sowohl vom Spender bis zum fertigen Arzneimittel als auch in umgekehrter Richtung ausgehend vom Fertigerzeugnis, einschließlich der Kunden (Krankenhaus oder der Heilberufe). Dieser Kunde ist normalerweise dafür verantwortlich, den Empfänger zu identifizieren.
15. Maßnahmen nach der Entnahme: Ein Standardverfahren (SOP) zur Beschreibung des Systems zur gegenseitigen Information zwischen dem Blut-/Plasma-Entnahmezentrum und dem Herstellungs-/Fraktionierungsbetrieb sollte festgestellt werden, um eine gegenseitige Information zu ermöglichen, wenn nach der Spende:
    - Festgestellt wurde, daß der Spender nicht den geltenden relevanten Gesundheitskriterien entsprach;
    - eine spätere Spende des zuvor auf Virusmarker negativ getesteten Spenders positiv auf einen der Virusmarker getestet wurde;
    - festgestellt wird, daß die Testung auf Virusmarker nicht gemäß den festgelegten Verfahren durchgeführt wurde;
    - der Spender sich eine Infektionskrankheit zugezogen hat, die durch einen Erreger verursacht wurde, der möglicherweise durch aus Plasma hergestellte Produkte (HBV, HCV, HAV und andere non-A, non-B, non-C-Hepatitis-Viren, HIV 1 und 2 und andere Erreger entsprechend dem neuesten Kenntnisstand) übertragbar ist;
    - der Spender an der Creutzfeldt-Jakob-Krankheit (CJD oder vCJD) erkrankt;
    - der Empfänger des Blutes oder des Blutbestandteils nach der Transfusion-/Infusion eine Infektion aufweist, die mit dem Spender in Verbindung gebracht bzw. zu diesem zurückverfolgt werden kann.

    Die in den obengenannten Fällen einzuhaltenden Verfahren sollten in dem Standardverfahren (SOP) beschrieben werden. Die Rückverfolgung sollte frühere Spenden für mindestens sechs Monate vor der letzten negativen Spende erfassen. In jedem der oben genannten Fälle sollte stets eine Neu-Bewertung der Chargen-Unterlagen durchgeführt werden. Die Notwendigkeit eines Rückrufs der betreffenden Charge sollte sorgfältig unter Berücksichtigung bestimmter Kriterien wie Übertragbarkeit des jeweiligen Erregers, Größe des Pools, Zeitraum zwischen Spende und Serokonversion, Art des Produkts und seiner Herstellungsmethode geprüft werden. Wenn es Anzeichen dafür gibt, daß eine Spende, die Teil eines Plasma-Pools ist, mit HIV oder Hepatitis A, B oder C infiziert ist, sollte dieser Fall der für die Zulassung des Arzneimittels zuständigen Behörde bzw.

Behörden übergeben werden, wobei das Unternehmen mitteilen sollte, ob es die Herstellung des betreffenden Pools fortzusetzen gedenkt oder die Möglichkeit des Rückrufs des bzw. der Produkte ins Auge faßt. Genauere Angaben sind in der derzeitigen Fassung der "Note for Guidance on plasma-derived medicinal products" des Ausschusses für Arzneispezialitäten enthalten.

Produktion und Qualitätskontrolle

16. Bevor Blut- und Plasmaspenden oder daraus hergestellte Produkte für die Abgabe und/oder Fraktionierung freigegeben werden, sollten sie mittels einer validierten ausreichend empfindlichen und spezifischen Prüfmethode auf folgende Marker für spezifische Krankheitserreger getestet werden:
    - HBsAg;
    - Antikörper gegen HIV 1 und HIV 2;
    - Antikörper gegen HCV.

    Wenn das Ergebnis einer dieser Tests auch bei Wiederholung reaktiv ist, kann die Spende nicht akteptiert werden.

    (Zusätzliche Tests können auf nationaler Ebene gefordert werden)
17. Die spezifischen Temperaturen von Blut, Plasma und Zwischenprodukten bei der Lagerung und während des Transports von den Spendeeinrichtungen zu den Herstellern oder zwischen verschiedenen Produktionsstellen sollten überprüft und validiert werden. Das gleiche gilt für die Auslieferung dieser Produkte.
18. Der erste homogene Plasma-Pool (z. B. nach Abtrennung des Kryopräzipitats) sollte mittels einer validierten Prüfmethode von geeigneter Empfindlichkeit und Spezifität getestet und als nicht reaktiv auf folgende Marker für spezifische Krankheitserreger festgestellt werden:
    - HBsAg;
    - Antikörper gegen HIV 1 und HIV 2;
    - Antikörper gegen HCV.

    Bestätigt positive Pools sind zurückzuweisen.
19. Es sollten nur solche Chargen freigegeben werden, die von Plasma-Pools stammen, die mittels einer validierten NAT-Prüfmethode (nucleic acid amplification technology) von geeigneter Empfindlichkeit und Spezifität auf HCV-RNA getestet und als nicht reaktiv festgestellt wurden.
20. Prüfungsanforderungen hinsichtlich Viren und anderen Krankheitserregern sollten aufgrund neuerer Erkenntnisse und je nach Verfügbarkeit geeigneter Prüfmethoden angepaßt werden.
21. Die Etiketten der einzelnen zum Poolen und für die Fraktionierung gelagerten Plasmaeinheiten, müssen den Bestimmungen der Monographie "Human plasma for fractionation" des Europäischen Arzneibuchs entsprechen und zumindest folgende Angaben enthalten: Identifizierungsnummer der Spende, Name und Anschrift der Spendeeinrichtung oder Hinweis auf den für die Verarbeitung verantwortlichen Bluttransfusionsdienst, Chargennummer des Behältnisses, Lagerungstemperatur, Gesamtvolumen oder -gewicht des Plasmas, Art des verwendeten Antikoagulans sowie Datum der Entnahme und/oder Auftrennung.

22. Um das Risiko einer mikrobiellen Kontamination des Plasmas zur Fraktionierung oder des Einbringens von Fremdmaterial zu minimieren, sollte das Auftauen und Poolen zumindest in einem Raum der Reinheitsklasse D durchgeführt und geeignete Kleidung und zusätzlich Gesichtsmasken und Handschuhe getragen werden. Die Methoden zum Öffnen der Beutel, zum Poolen und Auftauen sollten z. B. durch Prüfung der mikrobiologischen Belastung (bioburden) regelmäßig überwacht werden. Die Reinraumanforderungen für alle sonstigen offenen Handhabungen sollten den Anforderungen des Anhangs 1 des Leitfadens der EU für die Gute Herstellungspraxis entsprechen.
23. Es sollten Methoden vorhanden sein, die eine klare Unterscheidung zwischen Produkten oder Zwischenerzeugnissen, die einem Verfahren zur Beseitigung oder Inaktivierung von Viren unterzogen wurden, und solchen, für die diese Verfahren nicht durchgeführt wurden, ermöglichen.
24. Die Validierung von Methoden zur Viruseliminierung oder Inaktivierung sollte nicht in den Produktionsbereichen vorgenommen werden, um jegliches Risiko einer Kontaminierung mit den zur Validierung verwendeten Viren bei der routinemäßigen Herstellung auszuschließen.

Aufbewahrung von Proben

25. Soweit möglich sollten Proben von Einzelspenden aufbewahrt werden, um ein etwaiges erforderliches Verfahren zu erleichtern. Normalerweise ist dafür die Spendeeinrichtung zuständig. Proben von jedem Plasma-Pool sollten unter geeigneten Bedingungen mindestens ein Jahr über das Verfalldatum des Fertigerzeugnisses mit der längsten Haltbarkeitsdauer hinaus aufbewahrt werden.

Beseitigung von abgelehntem Blut oder Plasma und abgelehnten Zwischenerzeugnissen

26. Es sollte ein Standardverfahren (SOP) für die sichere und wirksame Beseitigung von Blut, Plasma oder Zwischenerzeugnissen vorhanden sein.

Begriffsbestimmungen

Die folgenden Definitionen beziehen sich auf die Begriffe, wie sie in diesem Leitfaden verwendet werden. In anderem Zusammenhang können sie davon abweichende Bedeutungen haben.

Abfüllstation

Ausrüstung oder Apparatur, die so konstruiert ist, daß einer oder mehrere Gasbehälter gleichzeitig aus derselben Quelle gefüllt werden können.

Arzneimittel

Stoffe oder Zubereitungen aus Stoffen, die dazu bestimmt sind, Krankheiten von Menschen oder Tieren zu behandeln oder zu verhüten.

Stoffe oder Zubereitungen aus Stoffen, die zur Anwendung an Menschen oder Tieren bestimmt sind, um eine medizinische Diagnose zu stellen oder um physiologische Funktionen bei Mensch oder Tier wiederherzustellen, zu verbessern oder zu verändern, werden gleichermaßen als Arzneimittel angesehen.

Arzneipflanze

Pflanze, die ganz oder teilweise für medizinische Zwecke verwendet wird.

Ausgangsstoff

Jeder bei der Herstellung eines Arzneimittels verwendete Stoff, ausgenommen Verpackungsmaterial.

Bilanzierung

Ein Vergleich zwischen der theoretischen und tatsächlich hergestellten oder verwendeten Produkt- oder Materialmenge unter angemessener Berücksichtigung der normalen Schwankungen.

Biogenerator

Ein Containmentsystem (z. B. ein Fermenter), in das biologische Agenzien zusammen mit anderen Materialien zwecks Vermehrung oder – bei Reaktion mit den anderen Materialien – zwecks Gewinnung anderer Stoffe gegeben werden. Biogeneratoren sind in der Regel mit Vorrichtungen zur Regelung, Steuerung, zum Anschluß sowie zur Materialzuführung und -entnahme ausgestattet.

Biologische Agenzien

Mikroorganismen, einschließlich gentechnisch behandelte Mikroorganismen, Zellkulturen und Endoparasiten, sowohl pathogener als auch nicht pathogener Art.

Bulkware

Jedes Produkt, das außer der Endverpackung alle Verarbeitungsstufen durchlaufen hat.

Charge

Eine in einem Arbeitsgang oder in einer Reihe von Arbeitsgängen gefertigte, als homogen zu erwartende definierte Menge an Ausgangsstoff, Verpackungsmaterial oder Produkt.

Anmerkung: Für bestimmte Herstellungsstufen kann es notwendig sein, eine Charge in eine bestimmte Anzahl von Teilchargen aufzuteilen, die später zu einer homogenen endgültigen Charge vereinigt werden. Bei kontinuierlichem Betrieb muß die Charge einer definierten Fraktion der Produktion entsprechen, die durch ihre angestrebte Homogenität charakterisiert ist.

In der Richtlinie 75/318/EWG wird eine Charge für die Kontrolle des Fertigprodukts folgendermaßen definiert: „Für die Kontrolle des Fertigerzeugnisses bedeutet Charge eines Arzneimittels die Gesamtheit der Einheiten einer pharmazeutischen Darreichungsform, die aus der gleichen Ursprungsmasse stammen und einer einzigen Serie von Herstellungsprozessen oder einem einzigen Sterilisationsprozeß unterworfen wurden, oder – im Falle eines kontinuierlichen Produktionsverfahrens – die Gesamtheit der in einem bestimmten Zeitraum hergestellten Einheiten.“

Chargenbezeichnung (Chargennummer)

Eine charakteristische Kombination von Zahlen und/oder Buchstaben, die eine Charge eindeutig bezeichnet.

Computergestütztes System

Ein System zur Eingabe von Daten, elektronischen Verarbeitung und Ausgabe von Informationen, die entweder zur Dokumentation oder zur automatischen Steuerung verwendet werden.

Containment

Vorgang des Einschlusses eines biologischen Agens oder eines anderen Stoffes innerhalb eines definierten Raumes.

Primäres Containment: Ein Containment-System, das das Entweichen eines biologischen Agens in die unmittelbare Arbeitsumgebung verhindert. Dazu gehört die Verwendung geschlossener Behälter oder biologischer Sicherheitsarbeitsplätze zusammen mit sicheren Arbeitsverfahren.

Sekundäres Containment: Ein Containment-System, das das Entweichen eines biologischen Agens nach außen oder in andere Arbeitsumgebungen verhindert. Dazu gehören die Verwendung von Räumlichkeiten mit spezieller Belüftungsführung und das Vorhandensein von Schleusen und/oder Sterilisatoren zur Herausnahme von Materialien zusammen mit sicheren Arbeitsverfahren. In zahlreichen Fällen kann dadurch die Wirksamkeit des primären Containment erhöht werden.

Containment-Bereich

Ein Bereich, der so konstruiert ist und betrieben wird (und mit geeigneten Belüftungs- und Filtrationssystemen ausgestattet ist), daß die Kontamination der Umwelt durch biologische Agenzien aus dem Bereich verhindert wird.

Exotischer Mikroorganismus

Ein biologischer Erreger einer Krankheit, die entweder im jeweiligen Land oder in der jeweiligen geographischen Zone nicht auftritt oder gegen die im jeweiligen Land oder in der jeweiligen geographischen Zone prophylaktische Maßnahmen getroffen werden oder ein Bekämpfungsprogramm läuft.

Fertigprodukt

Ein Arzneimittel, das alle Produktionsstufen, einschließlich der Verpackung in sein endgültiges Behältnis, durchlaufen hat.

Flasche

Ein Behälter, in dem Gas bei hohem Druck gelagert werden kann.

Flüssiggasbehälter

Ein Behälter, in dem verflüssigtes Gas bei extrem niedrigen Temperaturen gelagert werden kann.

Hersteller

Inhaber einer Herstellungserlaubnis gemäß Artikel 16 der Richtlinie 75/319/EWG.

Herstellung

Alle Arbeitsgänge wie Beschaffung von Material und Produkten, Produktion, Qualitätskontrolle, Freigabe, Lagerung und Vertrieb von Arzneimitteln und die dazugehörigen Kontrollen.

Infiziert

Mit biologischen Fremdstoffen kontaminiert und daher zur Verbreitung einer Infektion fähig.

Inprozeßkontrolle

Kontrollen im Verlauf der Produktion eines Arzneimittels zur Überwachung und gegebenenfalls Steuerung des Prozesses, um zu gewährleisten, daß das Produkt seiner Spezifikation entspricht. Die Überwachung der Umgebung oder der Ausrüstung kann auch als Teil der Inprozeßkontrolle angesehen werden.

Kalibrierung

Arbeitsgänge, durch die unter bestimmten Bedingungen die Beziehung zwischen den durch ein Meßgerät oder ein Meßsystem angezeigten oder den sich aus einer Materialmessung ergebenden Werten und den entsprechenden bekannten Werten eines Referenzstandards bestimmt wird.

Kontrollierter Bereich

Ein Bereich, der so konstruiert ist und betrieben wird, daß eine gewisse Kontrolle des Einschleppens möglicher Verunreinigungen (geeignet kann ein Zuluftsystem etwa der Qualität D sein) sowie die Folgen eines unbeabsichtigten Entweichens lebender Mikroorganismen möglich ist. Das Maß der ausgeübten Kontrolle hängt von der Art des im Verfahren verwendeten Mikroorganismus ab. Zumindest sollte ein Unterdruck gegenüber der unmittelbaren äußeren Umgebung bestehen und die wirksame Entfernung geringer Mengen an Luftverunreinigungen möglich sein.

Kreuzkontamination

Verunreinigung eines Ausgangsstoffs oder eines Produktes mit einem anderen Material oder Produkt.

Pflanzliches Arzneimittel

Arzneimittel, dessen wirksame Bestandteile ausschließlich pflanzliche Stoffe sind und/oder pflanzliche Arzneimittelzubereitungen.

Produktion

Alle mit der Anfertigung eines Arzneimittels verbundenen Arbeitsgänge vom Materialeingang über die Verarbeitung und Verpackung bis zur Fertigstellung als Fertigprodukt.

Protokoll

Siehe Kapitel 4.

Qualifizierung

Beweisführung, daß Ausrüstungsgegenstände einwandfrei arbeiten und tatsächlich zu den erwarteten Ergebnissen führen. Der Begriff „Validierung“ wird manchmal um das Konzept der Qualifizierung erweitert.

Qualitätskontrolle

Siehe Kapitel 1.

Quarantäne

Der Status von Ausgangsstoffen oder Verpackungsmaterial, von Zwischen-, Bulk- oder Fertigprodukten, die getrennt gelagert oder durch andere geeignete Maßnahmen von der Verwendung oder Abgabe ausgeschlossen werden, solange die Entscheidung über ihre Freigabe oder Zurückweisung aussteht.

Radiopharmakon

„Radiopharmakon“ ist jedes Arzneimittel, das im gebrauchsfertigen Zustand eines oder mehrere Radionuklide (radioaktive Isotope) für medizinische Zwecke enthält (Richtlinie 89/343/EWG, die den Anwendungsbereich der Richtlinien 65/65/EWG und 75/319/EWG auf Radiopharmaka ausdehnt und weitere Bestimmungen festlegt).

Reiner Bereich

Ein Bereich mit kontrollierten Bedingungen hinsichtlich partikulärer und mikrobieller Verunreinigungen, der so konstruiert ist und genutzt wird, daß das Eindringen, Entstehen und Verbleiben von Verunreinigungen vermindert wird.

Anmerkung: Die verschiedenen Reinheitsklassen werden in den ergänzenden Leitlinien für die Herstellung steriler Arzneimittel definiert.

Reiner Bereich / Containment-Bereich

Ein Bereich, der so konstruiert ist und betrieben wird, daß die Ziele eines reinen und eines Containment-Bereichs gleichzeitig erreicht werden.

Rohpflanze

Frische oder getrocknete Arzneipflanze oder deren Teile.

Rückgabe

Zurücksenden eines Arzneimittels an den Hersteller oder Vertreiber, unabhängig davon, ob ein Qualitätsmangel vorliegt oder nicht.

Saatbank

Saatgutsystem: Ein Saatgutsystem ist ein System, nach dem aufeinanderfolgende Chargen eines Erzeugnisses aus derselben Stammsaatbank nach Durchlaufen einer bestimmten Anzahl von Passageschritten gewonnen werden. Für die Routineproduktion wird eine Arbeitssaatbank aus der Stammsaatbank zubereitet. Das Endprodukt wird aus der Arbeitssaatbank gewonnen und hat nach der Zubereitung aus der Stammsaatbank keine höhere Anzahl von Passageschritten durchlaufen als der Impfstoff, für den bei der klinischen Prüfung ein ausreichendes Maß an Sicherheit und Wirksamkeit nachgewiesen worden ist. Herkunft und Passagegeschichte der Stammsaatbank und der Arbeitssaatbank werden protokolliert.

Stammsaatbank: Eine Kultur eines Mikroorganismus, die aus einem Bulkmaterial zur Erzielung einer einheitlichen Qualität, zur Verhinderung einer Kontamination und zur Sicherung der Haltbarkeit in einer einzigen Arbeitssitzung in Einzelbehälter gegeben wird. Eine Stammsaatbank in flüssiger Form wird in der Regel bei –70 °C oder darunter aufbewahrt. Eine gefriergetrocknete Stammsaatbank wird bei einer solchen Temperatur aufbewahrt, von der bekannt ist, daß sie die Haltbarkeit garantiert.

Arbeitssaatbank: Eine Kultur eines Mikroorganismus, die aus der Stammsaatbank hervorgegangen und zur Verwendung in der Produktion bestimmt ist. Arbeitszellbänke werden – wie oben für Stammsaatbänke beschrieben – in Einzelbehälter gegeben und aufbewahrt.

Schleuse

Ein geschlossener Raum mit zwei oder mehreren Türen, der sich zwischen zwei oder mehreren Räumen, z. B. verschiedener Reinheitsklassen, befindet und dem Zweck dient, den Luftstrom zwischen den Räumen unter Kontrolle zu halten, wenn diese betreten werden müssen. Eine Schleuse kann entweder für Personen oder für Waren vorgesehen und entsprechend benutzt werden.

Spezifikation

Siehe Kapitel 4.

Sterilität

Sterilität ist die Abwesenheit lebender Organismen. Die Bedingungen der Sterilitätsprüfung werden im Europäischen Arzneibuch beschrieben.

System

Wird im Sinne eines geregelten Mechanismus ineinandergreifender Aktivitäten und Techniken verwendet, die so miteinander verbunden sind, daß ein organisiertes Ganzes entsteht.

Umarbeitung

Die erneute Bearbeitung einer ganzen oder von Teilen einer Charge ungenügender Qualität, von einer bestimmten Produktionsstufe ausgehend, mit dem Ziel, in einem oder mehreren zusätzlichen Arbeitsgängen eine Qualität zu erreichen, die den Anforderungen genügt.

Validierung

Beweisführung in Übereinstimmung mit den Grundsätzen der Guten Herstellungspraxis, daß Verfahren, Prozesse, Ausrüstungsgegenstände, Materialien, Arbeitsgänge oder Systeme tatsächlich zu den erwarteten Ergebnissen führen (siehe auch Qualifizierung).

Verfahrensbeschreibung

Beschreibung durchzuführender Arbeitsgänge, zu ergreifender Vorsichtsmaßnahmen und sonstiger Maßnahmen, die in direkter oder indirekter Beziehung zur Herstellung eines Arzneimittels stehen.

Verflüssigbare Gase

Gase, die bei normaler Fülltemperatur und normalem Fülldruck in der Flasche im flüssigen Zustand verbleiben.

Verpacken

Alle Arbeitsgänge, einschließlich Abfüllen und Kennzeichnen, die eine Bulkware durchlaufen muß, um zu einem Fertigprodukt zu werden.

Anmerkung: Steriles Abfüllen wird in der Regel nicht als Teil des Verpackens betrachtet. Die abgefüllten, aber nicht endgültig verpackten Primärbehältnisse sind als Bulkware anzusehen.

Verpackungsmaterial

Jedes für die Verpackung eines Arzneimittels verwendete Material, ausgenommen die für Transport oder Versand verwendete äußere Umhüllung. Je nachdem ob das Verpackungsmaterial für einen direkten Kontakt mit dem Produkt vorgesehen ist oder nicht, wird es als primär oder sekundär bezeichnet.

Wiederverwertung

Das vollständige oder teilweise Einbringen früherer Chargen von der erforderlichen Qualität in eine andere Charge auf einer genau bestimmten Herstellungsstufe.

Zellbank

Zellbanksystem: Ein Zellbanksystem ist ein System, mit dem aufeinanderfolgende Chargen eines Erzeugnisses durch Züchtung in Zellen gewonnen werden, die aus derselben Stammzellbank hervorgegangen sind (vollständig beschrieben nach Identität und Abwesenheit von Verunreinigungen). Eine Anzahl von Behältern aus der Stammzellbank werden zur Herstellung einer Arbeitszellbank verwendet. Das Zellbanksystem wird für einen Passageschritt oder eine Anzahl von Populationsverdopplungen validiert, die oberhalb der bei der Routineherstellung erreichten liegen.

Stammzellbank: Eine Kultur (vollständig beschriebener) Zellen, die in einem einzigen Arbeitsgang in Einzelbehälter gegeben und zur Erzielung einer einheitlichen Qualität zusammen verarbeitet und so aufbewahrt werden, daß ihre Haltbarkeit gewährleistet ist. Eine Stammzellbank wird in der Regel bei Temperaturen von –70 °C oder darunter aufbewahrt.

Arbeitszellbank: Eine Kultur von Zellen, die aus der Stammzellbank hervorgegangen und zur Verwendung bei der Herstellung von Produktionszellkulturen bestimmt sind. Die Arbeitszellbank wird in der Regel bei Temperaturen von –70 °C oder darunter aufbewahrt.

Zellkultur

Das Ergebnis aus dem In-vitro-Wachstum von Zellen, die aus mehrzelligen Organismen isoliert worden sind.

Zwischenprodukt

Teilweise bearbeitetes Material, das noch weitere Produktionsstufen durchlaufen muß, bevor es zur Bulkware wird.

Der EG-Leitfaden einer Guten Herstellungspraxis für Arzneimittel im Gesamtzusammenhang der GMP-Harmonisierung

Von Hans-Georg Will (früher, im Jahre 1990, Ministerium für Arbeit, Gesundheit, Familie und Sozialordnung Baden-Württemberg)

Die bestehenden Unterschiede in den Mitgliedstaaten der Europäischen Gemeinschaften hinsichtlich Art, Inhalt, Umfang und Rechtsqualität der GMP-Regelungen haben die EG-Kommission veranlaßt, die Vereinheitlichung dieser Vorschriften zu betreiben. Die Realisierung des Europäischen Binnenmarktes erfordert auch die Harmonisierung der Bedingungen einer ordnungsgemäßen Arzneimittelherstellung, damit ein einheitliches Niveau des Verbraucherschutzes gewährleistet ist und Handelshemmnisse und Wettbewerbsnachteile vermieden werden, die aus unterschiedlichen Anforderungen und Standards resultieren könnten.
Die GMP-Harmonisierung soll aber auch zur Verbesserung der Arzneimittelversorgung der Dritten Welt beitragen. Mit dieser Problematik hatte sich der Ausschuß für Umweltfragen, Volksgesundheit und Verbraucherschutz des Europäischen Parlaments befaßt. Der Bericht über die Ausschußberatungen (nach der Berichterstatterin „Banotti-Bericht" genannt) wurde Anfang 1986 dem Plenum vorgelegt. Das Europäische Parlament hielt Maßnahmen für erforderlich, um den Export bedenklicher oder minderwertiger Arzneimittel aus Mitgliedstaaten der Europäischen Gemeinschaften in Entwicklungsländer zu verhindern. Einheitliche GMP-Anforderungen, die auch für die Herstellung zur Ausfuhr bestimmter Arzneimittel gelten, lösen zwar nicht die gesamte Exportproblematik; sie sollen jedoch sicherstellen, daß die exportierten Arzneimittel zumindest unter sachgemäßen Bedingungen hergestellt wurden.
Das Konzept der GMP-Harmonisierung im Bereich der Humanarzneimittel, das bis 1. Januar 1992 umgesetzt sein soll, ist in Abb. 1 schematisch dargestellt. Es ergibt sich aus der Richtlinie 89/341/EWG. Durch diese Änderungsrichtlinie wurden die Mitgliedstaaten verpflichtet, in ihrem Hoheitsgebiet die Einhaltung der GMP-Grundsätze und -Leitlinien bei der (erlaubnispflichtigen) Arzneimittelherstellung obligatorisch vorzuschreiben. Diese Grundsätze und Leitlinien sollen in Form einer EG-Richtlinie, d. h. durch einen alle Mitgliedstaaten verpflichtenden Rechtsakt, verbindlich festgelegt werden. Diese Richtlinie ist in Vorbereitung*). Nach den ersten Entwürfen wird sie nur sehr allgemeine Anforderungen enthalten, die etwa mit denen der Betriebsverordnung für pharmazeutische Unternehmer vergleichbar sind. Zur näheren Ausgestaltung dieser verbindlichen Vorgaben soll die EG-Kommission ausführliche Leitlinien erarbeiten und bekanntmachen. Sie ist diesem Auftrag bereits nachgekommen und hat den vorliegenden EG-Leitfaden einer Guten Herstellungspraxis für Arznei-

*) Siehe dazu auch S. 11 dieser Broschüre.

Grundsätze und Leitlinien der Guten Herstellungspraxis
(EG-Richtlinie, verbindlich)

(Konkretisierung durch:)
Ausführliche Leitlinien = EG-Leitfaden einer Guten Herstellungspraxis
(technisches Regelwerk, publiziert von der EG-Kommission)

- Kerndokument
  +
- Anhänge (ergänzende Leitlinien für bestimmte Arzneimittelkategorien, Arzneiformen, Fragestellungen)

Abb. 1: Konzept der GMP-Harmonisierung.

Bereits veröffentlicht:
- Herstellung steriler Arzneimittel

Zur Verabschiedung (Ende 1990) und Veröffentlichung (Anfang 1991) anstehend:
- Herstellung radioaktiver Arzneimittel
- Herstellung von flüssigen Zubereitungen, Cremes und Salben
- Herstellung von Dosieraerosolen
- Probenahme
- Einsatz von Computersystemen

In Vorbereitung bzw. in Überlegung:
- Herstellung biologischer Präparate einschließlich Blutzubereitungen
- Herstellung medizinischer Gase
- Herstellung trockener Arzneiformen
- Herstellung von Homöopathika
- Herstellung pflanzlicher Arzneimittel
- Herstellung klinischer Prüfmuster
- Validierung
- Prozeß- und Umgebungsüberwachung
- Analysenzertifikate
- „Parametrische Freigabe“
- Großhandel mit Arzneimitteln

Abb. 2: Anhänge des EG-Leitfadens.

mittel veröffentlicht, der derzeit aus einem Kerndokument, das die unabhängig von der Art der hergestellten Produkte bei jeder erlaubnispflichtigen Arzneimittelherstellung zu beachtenden Anforderungen enthält, und einem Anhang mit ergänzenden Leitlinien für die Herstellung steriler Arzneimittel besteht.

Weitere Anhänge mit ergänzenden Regelungen zur Herstellung bestimmter Arzneimittelkategorien oder Arzneiformen, zu bedeutsamen oder schwierigen Vorgängen und Fragestellungen bei der Arzneimittelherstellung sowie möglicherweise auch zum Großhandel mit Arzneimitteln sollen nachträglich angefügt werden. Näheres ergibt sich aus Abb. 2.

In diesem Zusammenhang wurde diskutiert, ob im Hinblick auf die Notwendigkeit einer verbesserten Qualitätssicherung pharmazeutisch verwendeter Ausgangsstoffe und das WHO-Zertifikatsystem auch die Anforderungen an eine ordnungsgemäße Herstellung von Ausgangsstoffen in einem Anhang des Leitfadens näher spezifiziert werden sollen. Die Tendenz geht dahin, keine diesbezüglichen Regelungen in den Leitfaden aufzunehmen, da die Herstellung von Ausgangsstoffen in den meisten Mitgliedstaaten arzneimittelrechtlich nicht geregelt ist und insoweit auch nicht der behördlichen Überwachung unterliegt. Die EG-Kommission erwägt jedoch, auf die Möglichkeit freiwilliger Inspektionen auf der Grundlage der PIC-Richtlinien für die Herstellung pharmazeutischer Wirkstoffe hinzuweisen. Zunächst bleibt aber die vorgesehene Überarbeitung dieser Richtlinien abzuwarten. Auch die WHO bereitet ein entsprechendes Dokument vor.

Die auf den ersten Blick ungewöhnliche Tatsache, daß der (wenn auch noch unvollständige) Leitfaden bereits veröffentlicht wurde, obwohl die EG-Richtlinie mit den grundlegenden Anforderungen noch aussteht, erklärt sich dadurch, daß ursprünglich eine andere Konzeption vorgesehen war und auf Grund umfangreicher Vorarbeiten einer Arbeitsgruppe pharmazeutischer Inspektoren aus verschiedenen Mitgliedstaaten die ausführlichen Leitlinien bei Verabschiedung der Rahmenrichtlinie 89/341/EWG praktisch schon zur Verfügung standen. Bei dieser Sachlage wurde im Interesse einer schnellen Information aller Beteiligten über die zu erwartenden Regelungen von der ansonsten üblichen Verfahrensweise abgewichen, zuerst die grundsätzlichen Festlegungen zu treffen und hieraus dann die spezielleren Vorschriften zu entwickeln.

Der Leitfaden ist nicht rechtsverbindlich, als technisches Regelwerk aber gleichwohl relevant. Er spiegelt den aktuellen Stand der GMP-Diskussion wider und beschreibt den Standardweg zur Erreichung des angestrebten Qualitätsziels und zur Erfüllung der grundlegenden Anforderungen, die in den allgemeinen GMP-Grundsätzen und -Leitlinien enthalten sein werden. Die Herstellung von Arzneimitteln kann aber auch nach anderen als den im Leitfaden beschriebenen Methoden und Verfahren erfolgen, sofern diese ein mindestens gleichwertiges Niveau der Qualitätssicherung garantieren, wobei die Beweislast dann beim Hersteller liegt. Die erforderliche Flexibilität, insbesondere im Hinblick auf eine Anpassung an den wissenschaftlichen und technischen Fortschritt, ist somit gewährleistet. An den Nachweis der Gleichwertigkeit von Alternativmethoden und -verfahren wird die zuständige Überwachungsbehörde jedoch hohe Anforderungen stellen.

Im folgenden wird der Inhalt des Leitfadens in Form eines mit einigen erläuternden Anmerkungen versehenen summarischen Überblicks dargestellt, bevor abschließend eine zusammenfassende Bewertung erfolgt. Da der Anhang über die Herstellung steriler Produkte bereits von Lingnau et al. (Pharm. Ind. **51**, 12, 1380–1384; 1989) kommentiert wurde, beschränken sich die Ausführungen zum Inhalt hier auf das aus einem Vorwort, einem Inhaltsverzeichnis, einer Einleitung, einem Glossar und neun Kapiteln bestehende Kerndokument. Das Vorwort der Kommission enthält im wesentlichen Bemerkungen zum Konzept der GMP-Harmonisierung, wie es vorstehend bereits ausführlich beschrieben wurde. Auf das anschließende Inhaltsverzeichnis folgt eine Einleitung, die wichtige Informationen und Regelungen enthält.

Einleitung des Leitfadens

Die Einleitung gibt insbesondere Aufschluß über den Anwendungsbereich des Leitfadens, obwohl sich dieser auch aus der Gesamtsystematik ableiten läßt. Die Bestimmungen des Leitfadens gelten für die nach Gemeinschaftsrecht erlaubnispflichtige Herstellung von Humanarzneimitteln einschließlich der Herstellung klinischer Prüfmuster. Der gemeinschaftsrechtliche Arzneimittelbegriff entspricht im wesentlichen der Definition der „echten Arzneimittel" in § 2 Abs. 1 des Arzneimittelgesetzes. Eine Herstellungserlaubnis ist für jede industrielle Arzneimittelherstellung erforderlich, auch wenn nur Teilschritte des Herstellungsprozesses ausgeführt werden. Auch die Herstellung zu Exportzwecken unterliegt der Erlaubnispflicht. Obwohl sich der Anwendungsbereich hierauf nicht erstreckt, wird empfohlen, den Leitfaden auch bei der sogenannten Großherstellung in Krankenhausapotheken und – soweit einschlägig – beim Großhandel mit Arzneimitteln zu berücksichtigen. Die Anwendung im Bereich des Großhandels dürfte voraussetzen, daß die speziellen Anforderungen an den Großhandelsvertrieb von Arzneimitteln in einem Anhang klargestellt und präzisiert werden. Die rechtliche Relevanz solcher Regelungen wird zunehmen, wenn – wie vorgesehen – die Richtlinie über den Großhandelsvertrieb von Humanarzneimitteln eine Rechtsgrundlage für die Veröffentlichung von Leitlinien einer „Guten Großhandelspraxis" enthalten wird.

Der Leitfaden gilt nicht für Tierarzneimittel, Medikalprodukte und Ausgangsstoffe. Möglicherweise werden aber im Rahmen der GMP-Harmonisierung im Bereich der Tierarzneimittel, die in analoger Weise erfolgen soll, wesentliche Teile des Leitfadens für Tierarzneimittel übernommen werden. Die Überlegungen gehen sogar dahin, ihn insgesamt zu übernehmen und eventuell erforderliche Erleichterungen oder Ergänzungen in einem Anhang zu behandeln.

Die Möglichkeit, in begründeten Fällen von den Vorgaben des Leitfadens abweichen zu können, ergibt sich bereits aus der Konzeption der Harmonisierung und dem rechtlichen Status des Leitfadens, wird aber gleichwohl in der Einleitung nochmals ausdrücklich erwähnt. Dem Hersteller obliegt die Beweispflicht, daß die alternative Verfahrensweise ebenso zuverlässig zu dem gewünschten Ergebnis führt wie das im Leitfaden beschriebene Vorgehen.

In der Einleitung wird ferner bereits die Notwendigkeit der Zulassungskonformität aller Unterlagen, Verfahren und Maßnahmen angesprochen. Diese zentrale Forderung zieht sich zu Recht wie ein roter Faden durch das gesamte Dokument. Das zugelassene Modell muß korrekt reproduziert werden. Entsprechende Überprüfungen sollten auch einen Schwerpunkt der behördlichen Überwachungstätigkeit ausmachen.

Begriffsbestimmungen

Die Definitionen geben kaum Anlaß zu besonderen Anmerkungen. Es muß lediglich darauf aufmerksam gemacht werden, daß hinsichtlich der Begriffe „Herstellung" und „Produktion" keine Übereinstimmung zwischen dem Leitfaden einerseits und dem Arzneimittelgesetz bzw. dem deutschen Sprachgebrauch andererseits besteht. „Produktion" im Sinne des Leitfadens entspricht dem Herstellungsbegriff in § 4 Abs. 14 des Arzneimittelgesetzes, während der im Leitfaden verwendete Begriff „Herstellung“ umfassender ist und auch die Qualitätskontrolle sowie weitere Vorgänge einschließt. Mit dieser umfassenden Bedeutung wird im deutschen Sprachgebrauch gelegentlich der Begriff „Produktion“ verwendet. Diese Diskrepanz ließ sich nicht vermeiden. Sie mag zwar als Ärgernis empfunden werden, bereitet aber keine größeren Probleme, wenn man sich der unterschiedlichen Begriffsinhalte bewußt ist. Im Glossar findet sich ein ausdrücklicher Hinweis, daß die definierten Begriffe in einem anderen Zusammenhang durchaus eine andere Bedeutung haben können.

Kapitel 1

„Qualitätssicherungssystem“

Kapitel 1 befaßt sich mit der dem Leitfaden zugrundeliegenden Philosophie der Qualitätssicherung von Arzneimitteln. Unter Qualität ist in diesem Zusammenhang – entsprechend der Definition im Arzneimittelgesetz – die pharmazeutische Qualität der Erzeugnisse zu verstehen.
Ausdrücklich betont wird die Verantwortlichkeit der Unternehmensleitung für die Arzneimittelqualität. Es obliegt der Unternehmensleitung, zur Erreichung des Qualitätszieles insbesondere den Betrieb eines umfassenden Qualitätssicherungssystems, das in Form eines Qualitätsmanuals oder auf ähnliche Weise vollständig dokumentiert sein soll, und dessen Überwachung zu veranlassen sowie die hierfür benötigten Mittel bereitzustellen. An dieser Verantwortlichkeit ändert auch die Tatsache nichts, daß zusätzlich auch gewisse leitende Mitarbeiter persönlich eine öffentlich-rechtliche Verantwortung für die Produktqualität tragen.
Um das Gesamtkonzept der Qualitätssicherung zu verdeutlichen, werden im übrigen die Begriffe „Qualitätssicherung“, „Gute Herstellungspraxis“ und „Qualitätskontrolle“ näher erläutert und die zwischen diesen bestehenden Zusammenhänge aufgezeigt. Qualitätssicherung beginnt danach bereits bei der Arzneimittelentwicklung und reicht bis in die Vertriebs- und Anwendungsphase, sie umfaßt somit die Gute Herstellungspraxis nebst weiteren Komponenten. Die Gute Herstellungspraxis als Teil der Qualitätssicherung soll im wesentlichen sicherstellen, daß die Arzneimittel zuverlässig gemäß den festgelegten Qualitätsstandards hergestellt werden und nur Produkte in den Verkehr gelangen, die der Zulassung und/oder relevanten Spezifikation entsprechen. Die Qualitätskontrolle ist ein essentieller Aspekt der Guten Herstellungspraxis und befaßt sich vornehmlich mit der unabhängigen Qualitätsbeurteilung von Materialien und Produkten auf der Grundlage der (meist analytischen) Begutachtung entnommener Proben und/oder der Prüfung vorliegender Dokumente. Aus Kapitel 1 ergibt sich deutlich, daß die im Leitfaden geregelte Gute Herstellungspraxis zwar eine zentrale Rolle im Konzept der Qualitätssicherung spielt, für sich allein betrachtet aber nicht ausreicht, die erforderliche Arzneimittelqualität zu gewährleisten.

Kapitel 2

„Personal"

Da sich nahezu jeder Vorgang auf eine Entscheidung oder Handlung einer Person zurückführen läßt, kommt dem Personal eine entscheidende Bedeutung für die ordnungsgemäße Arzneimittelherstellung zu. Es gilt zu verhindern, daß durch Qualifikationsdefizite, fehlende Motivation, Überlastung oder Organisationsmängel Fehler zu Lasten der Qualität der Arzneimittel auftreten. Die in Kapitel 2 getroffenen Regelungen tragen dieser Zielsetzung Rechnung; sie betreffen naturgemäß nur das mit der Umsetzung der GMP-Vorschriften befaßte Personal.

Die Grundsätze und allgemeinen Anforderungen enthalten Vorgaben zur personellen Ausstattung und zur innerbetrieblichen Organisation. Danach benötigt jeder Hersteller Personal in ausreichender Zahl und mit der erforderlichen Qualifikation und praktischen Erfahrung, das in die jeweilige Tätigkeit einzuweisen und fortlaufend zu schulen ist. Der Betrieb muß über ein Organisationsschema verfügen. Die Aufgaben leitender Mitarbeiter sollen zusätzlich in schriftlichen Tätigkeitsbeschreibungen niedergelegt sein; Lücken bzw. unbegründete Überlappungen zwischen den Verantwortungsbereichen dürfen nicht bestehen. Den Mitarbeitern in verantwortlicher Stellung sind ausreichende Vollmachten einzuräumen, damit sie ihrer Verantwortung gerecht werden können. Die Möglichkeit der Delegation von Aufgaben und Verantwortung auf hinreichend qualifizierte Vertreter wird eingeräumt.

In den anschließenden drei Abschnitten des Kapitels werden das Schlüsselpersonal und seine Aufgaben definiert sowie konkrete Anforderungen an Schulung und Personalhygiene festgelegt.

Zum Personal in Schlüsselstellungen zählen der Produktionsleiter, der Leiter der Qualitätskontrolle sowie die für die Freigabe der Fertigprodukte verantwortliche Person, soweit die Freigabe nicht dem Produktionsleiter, dem Leiter der Qualitätskontrolle oder beiden gemeinsam obliegt. „Freigabe" meint hier die Freigabeentscheidung, nicht deren Vollzug. Hinsichtlich der Freigabe der Fertigprodukte interpretiert der Leitfaden die einschlägigen Vorschriften des Gemeinschaftsrechts dahingehend, daß sie vom Leiter der Qualitätskontrolle, vom Produktionsleiter, von beiden gemeinsam oder von einer dritten Person vorgenommen werden kann; jede für die Freigabeentscheidung verantwortliche oder mitverantwortliche Person muß selbstverständlich die Qualifikation nach Art. 23 der Richtlinie 75/319/EWG besitzen (vgl. Abb. 3).

Aus diesem Spektrum der Möglichkeiten haben die einzelnen Mitgliedstaaten in der Regel nur die ihnen jeweils am geeignetsten erscheinende Verfahrensweise in das nationale Recht übernommen. Auch die Arzneimittelhersteller in der Bundesrepublik Deutschland können insoweit nicht unter verschiedenen Optionen wählen. Der Verordnungsgeber hat sich in der Betriebsverordnung für pharmazeutische Unternehmer auf die gemeinsame Verantwortlichkeit von Herstellungs- und Kontrolleiter für die Qualität und Freigabe der hergestellten Arzneimittel festgelegt. Diese sinnvolle Regelung steht nicht im Widerspruch zum Leitfaden. Entgegen anderslautenden Aussagen gibt der Leitfaden keine Veranlassung, diesbezüglich die nationalen Vorschriften zu ändern. Unabhängig hiervon dürfte es auch mit den in ihm getroffenen Regelungen vereinbar

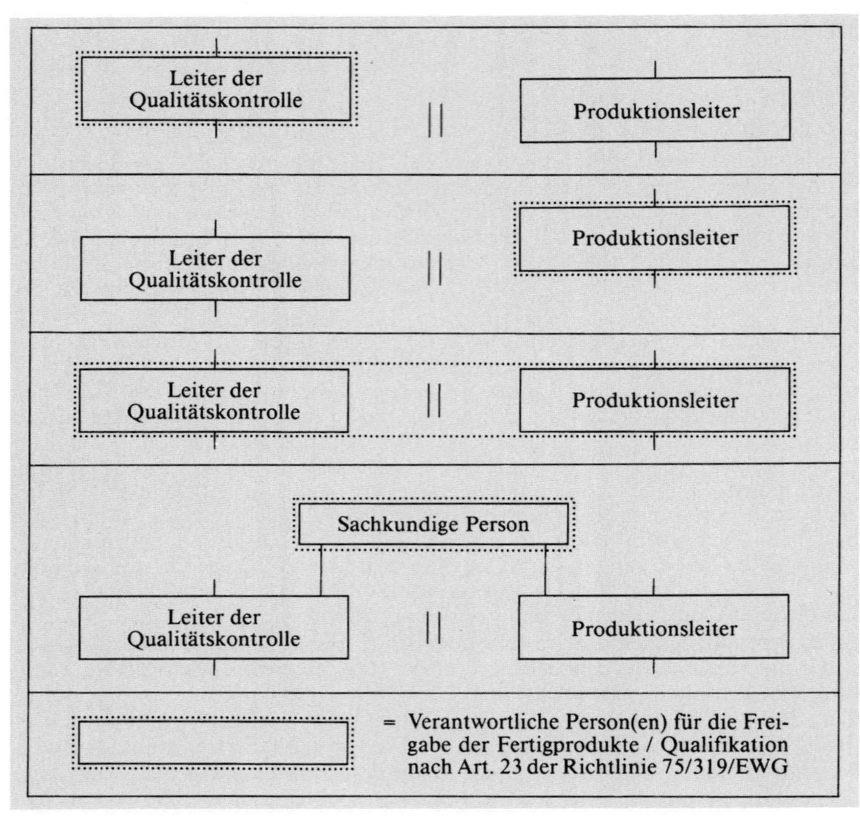

Abb. 3: Zulässige Organisationsstrukturen bezüglich der Freigabe der Fertigprodukte gemäß EG-Recht/EG-Leitfaden.

sein, Schlüsselfunktionen bei ordnungsgemäßer Abgrenzung und Festlegung der Zuständigkeiten auf mehrere Personen zu übertragen. Die im Leitfaden konkretisierten Verantwortungsbereiche des Produktionsleiters und des Leiters der Qualitätskontrolle entsprechen den Verantwortungsbereichen von Herstellungs- und Kontrolleiter, wie sie sich aus dem Arzneimittelgesetz und der Betriebsverordnung für pharmazeutische Unternehmer ergeben. Besondere Erwähnung verdienen noch die Bestimmungen, daß Schlüsselfunktionen in der Regel in Vollzeitbeschäftigung wahrgenommen werden und die für die Freigabe verantwortlichen Personen dem Hersteller ständig zur Verfügung stehen sollen. Als Konsequenz hieraus werden die Behörden in Fällen von Teilzeitvereinbarungen künftig unter Anlegung strenger Maßstäbe die Angemessenheit

des Beschäftigungsumfangs und der Zeiten der Anwesenheit im Betrieb zu prüfen haben. Eine besondere Großzügigkeit läßt sich nun nicht mehr rechtfertigen.
Die Schulung soll sich auf alle Beschäftigten erstrecken, die Aufgaben in den Produktions- oder Qualitätskontrollbereichen zu erfüllen haben oder deren Tätigkeit die Produktqualität beeinflussen könnte. Sie soll sowohl allgemeine Qualitätssicherungs- und GMP-Belange als auch konkret tätigkeitsbezogene Aspekte umfassen und nach schriftlichen Programmen erfolgen, die je nach Inhalt vom Produktionsleiter oder/und Leiter der Qualitätskontrolle zu genehmigen sind. Gefordert werden ferner Aufzeichnungen über die Schulungsmaßnahmen und periodische Erfolgskontrollen. Auf die Notwendigkeit der Unterweisung betriebsfremder Personen oder ungeschulter Betriebsangehöriger, die aus zwingenden Gründen Produktions- oder Qualitätskontrollbereiche betreten müssen, über die vorgeschriebene Schutzkleidung und die sonstigen hygienischen Erfordernisse wird besonders hingewiesen.
Vorschriften zur Personalhygiene sollen in Form detaillierter Hygieneprogramme vorliegen, die den unterschiedlichen Gegebenheiten im Betrieb Rechnung tragen und von dem betroffenen Personal strikt zu beachten sind. Die Hygieneprogramme dürfen sich nicht nur auf Fragen der Schutzkleidung und des hygienischen Verhaltens im Betrieb beschränken. Es sind auch geeignete Vorkehrungen zu treffen (ärztliche Untersuchung bei Einstellung, ggf. Folgeuntersuchungen, Meldepflichten), daß vom Gesundheitszustand des in der Arzneimittelherstellung beschäftigten Personals kein Risiko für die Qualität der hergestellten Produkte ausgeht. Im Hinblick auf die dabei regelmäßig auftretenden Schwierigkeiten scheint es sinnvoll, entsprechende Mitwirkungspflichten der Beschäftigten bereits in die Arbeitsverträge aufzunehmen.

Kapitel 3

„Räumlichkeiten und Ausrüstung“

Die Regelungen bezüglich der Räumlichkeiten und der Ausrüstung sollen letztlich sicherstellen, daß von Art, Größe, Anordnung und Zustand der Räumlichkeiten, den in ihnen herrschenden Bedingungen und der verwendeten Ausrüstung keine Gefahr für die Qualität der hergestellten Produkte ausgeht. Insbesondere dürfen weder Verwechslungen und sonstige Fehler noch Kreuzkontaminationen oder andere Verunreinigungen begünstigt werden.
Das Kapitel ist zweigeteilt. Der erste Teil betrifft die Räumlichkeiten und enthält neben den allgemein zu beachtenden Anforderungen spezielle Vorgaben zu den Produktions-, Lager-, Qualitätskontroll- und Nebenbereichen. Der Schwerpunkt liegt auf den Produktionsbereichen und deren ordnungsgemäßer Ausgestaltung. Für die Produktion von hochsensibilisierenden Arzneimitteln (z. B. Penicillinen) sowie von biologischen Präparaten (z. B. Lebendimpfstoffen) werden zwingend separate Räumlichkeiten gefordert. Diese Forderung soll grundsätzlich auch für bestimmte Antibiotika, Hormone, Zytostatika, hochwirksame Pharmaka sowie für Nichtarzneimittel gelten; hier sind jedoch – bei Beachtung der notwendigen Vorsichtsmaßnahmen – Ausnahmen möglich. Die

Produktion von Lebensmitteln oder Kosmetika in pharmazeutischen Fertigungsbereichen ist somit nicht gänzlich ausgeschlossen. Es muß jedoch nachgewiesen und sichergestellt werden, daß hieraus kein Risiko für die hergestellten Arzneimittel resultiert. Eine weitergehende „Fremdnutzung" pharmazeutischer Produktionsräume kann nicht in Betracht kommen, insbesondere nicht zur Herstellung technischer Produkte mit toxischen Eigenschaften. Erwähnenswert ist auch die Bestimmung, daß die Verwiegung der Ausgangsstoffe normalerweise zentral in einem separaten Wägeraum erfolgen soll. Die Lagerbereiche sollen eine ordnungsgemäße Lagerung der verschiedenen Kategorien von Materialien und Produkten ermöglichen. Während der Quarantänestatus sowohl durch räumliche Trennung als auch durch geeignete administrative Maßnahmen gewährleistet und kenntlich gemacht werden kann, soll für die Lagerung von zurückgewiesenen, zurückgerufenen und zurückgegebenen Materialien und Produkten ein abgesonderter Bereich zur Verfügung stehen. Die im Vergleich zur Quarantänelagerung höheren Anforderungen erklären sich durch das höhere Risiko, das bei irrtümlicher Verwendung oder Abgabe dieser Materialien oder Produkte zu erwarten ist. Ein alternatives Verfahren (etwa computergesteuerte Hochregallagerung) kann in diesem Zusammenhang nur akzeptiert werden, wenn es nachweislich einen gleichwertigen Schutz gegen versehentlichen Zugriff bietet. Darüber hinaus befaßt sich der Abschnitt „Lagerbereiche" auch mit der Gestaltung der Annahme- und Versandbereiche (Wetterschutz) und den räumlichen Voraussetzungen für die Probenahme. Die besonderen Vorschriften betreffend die Qualitätskontrollbereiche fordern zur Vermeidung einer Beeinträchtigung der Produktionsvorgänge die Trennung der Kontrollaboratorien von den Produktionsbereichen und zielen im übrigen auf die Gewährleistung geeigneter räumlicher Bedingungen für die Qualitätskontrolle. Sowohl die Produktionsbereiche als auch die Lager- und Qualitätskontrollbereiche sollen nur befugtem Personal zugänglich sein.
Der die Ausrüstung betreffende Teil des Kapitels enthält Ausführungen zur Installation, Reinigung, Desinfektion, Wartung und Kalibrierung sowie zum Umgang mit schadhaften Ausrüstungsteilen. Darüber hinaus wird ausdrücklich auf die Notwendigkeit der Kompatibilität der Produktionsausrüstung mit den verarbeiteten Erzeugnissen hingewiesen. Die Ausrüstung soll so gewählt werden, daß keine die Qualität der Produkte beeinträchtigenden Wechselwirkungen auftreten.

Kapitel 4

„Dokumentation"

Die Dokumentation ist ein wesentlicher Aspekt der Guten Herstellungpraxis. Sie soll sicherstellen, daß alle relevanten Arbeitsschritte ordnungsgemäß ausgeführt werden und erforderlichenfalls überprüfbar und nachvollziehbar sind. Neben den grundsätzlichen Aussagen und allgemeinen Bestimmungen einschließlich eines Hinweises auf die Möglichkeit des EDV-Einsatzes und die dabei zu beachtenden Kautelen enthält das Kapitel eine systematische und vollständige Aufzählung der erforderlichen Dokumente. In der Regel werden

Spezifikationen
- Ausgangsstoffe und Verpackungsmaterialien
- Ggf. Zwischenprodukte und Bulkware
- Fertigprodukte

Herstellungsvorschriften
Verarbeitungsanweisungen
Verpackungsanweisungen

Protokolle der Chargenfertigung
Protokolle der Chargenverpackung

Verfahrensbeschreibungen und/oder Protokolle
- Warenannahme
- Probenahme
- Prüfung
- Freigabe/Zurückweisung
- Vertrieb
- Validierung
- Montage und Kalibrierung der Ausrüstung
- Wartung, Reinigung, Desinfektion
- Personalbezogene Vorgänge/Belange (einschließlich Schulung, Kleidungswechsel, Hygiene)
- Umgebungskontrollen
- Ungezieferbekämpfung
- Beanstandungen
- Rückrufe
- Rückgaben
- Gebrauchsanweisungen für wichtige Ausrüstungsteile
- Logbücher
- Zeitlich geordnete Aufzeichnungen über die Nutzung wichtiger oder kritischer Ausrüstungsteile und die Belegung der verschiedenen Produktionsbereiche

Abb. 4: Erforderliche Dokumente bei der Arzneimittelherstellung.

auch nähere Ausführungen zum Inhalt gemacht, teilweise wird dieser aber auch in anderen Kapiteln des Leitfadens konkretisiert. Die vorzuhaltenden (schriftlichen) Unterlagen sind in Abb. 4 in Form einer schematischen Übersicht zusammengestellt.

Spezifikationen, d. h. Material- oder Produktbeschreibungen mit den jeweiligen Qualitätsanforderungen, Hinweisen auf die zu beachtenden Lagerungsbedingungen und Angaben zur Haltbarkeit, sollen für alle Ausgangsstoffe, primären und bedruckten Verpackungsmaterialien sowie Fertigprodukte vorliegen. Darüber hinaus werden auch Spezifikationen für Zwischen- und Bulkprodukte benötigt, wenn diese als solche bezogen oder vertrieben werden oder an ihnen erhobene Daten in die Qualitätsbeurteilung des betreffenden Fertigprodukts einfließen.

Bei der Herstellungsvorschrift im Sinne des Leitfadens handelt es sich um die für eine bestimmte Chargengröße berechnete ausführliche Rezeptur eines Arzneimittels. Sie soll auch Angaben zur Ausbeute enthalten.

Alle im Rahmen der Verarbeitung und Verpackung erforderlichen Arbeitsgänge sind in Verarbeitungs-und Verpackungsanweisungen im Detail festzulegen. Diese können mit der Herstellungsvorschrift in einem Dokument zusammengefaßt werden.

Über die Verarbeitung und Verpackung jeder Charge gemäß den gültigen Anweisungen sollen ausführliche Aufzeichnungen (Verarbeitungs- und Verpakkungsprotokolle) geführt werden. Darüber hinaus werden weitere Protokolle gefordert. Sie sollen in ihrer Gesamtheit den Werdegang jeder Charge einschließlich ihres Vertriebs und etwaiger Rückrufe sowie alle für die Qualität des Fertigprodukts relevanten Sachverhalte und Maßnahmen dokumentieren. Erstaunlicherweise wurde in der Vorbereitungsphase des Leitfadens und nach dessen Veröffentlichung vehement über die zu führenden Logbücher und die ebenfalls verlangten zeitlich geordneten Aufzeichnungen bezüglich der Nutzung wichtiger oder kritischer Ausrüstungsteile und der Belegung der verschiedenen Produktionsbereiche diskutiert, obwohl sich entsprechende Verpflichtungen teilweise schon aus dem PIC-Regelwerk ergaben. Diese Unterlagen können für eine rasche Abklärung festgestellter oder vermuteter Qualitätsmängel außerordentlich hilfreich und wichtig sein.

Im Katalog der vorgeschriebenen Dokumente finden sich ferner noch die Verfahrensbeschreibungen. Ergänzend zu den konkret produktbezogenen Verarbeitungs- und Verpackungsanweisungen sollen sie Vorschriften für die Durchführung der über die eigentliche Verarbeitung und Verpackung hinausgehenden wichtigen Arbeitsgänge enthalten. In der Regel handelt es sich dabei um häufig wiederkehrende Standardoperationen, die nicht nur ein spezielles Produkt betreffen.

Die Dokumentationsvorschriften des Leitfadens stehen hinsichtlich Terminologie und Systematik nicht in Einklang mit den entsprechenden PIC-Regelungen und den einschlägigen Bestimmungen der Betriebsverordnung für pharmazeutische Unternehmer. Gleichwohl kann die Anpassung der Dokumentation an die EG-Vorgaben bereits in Angriff genommen werden, da der Hersteller bei deren Beachtung insoweit auch den inhaltlichen Anforderungen des deutschen Arzneimittelrechts genügt.

Kapitel 5

„Produktion"

In den Grundsätzen dieses Kapitels wird zunächst das Ziel der Produktion, die Erzeugung qualitativ einwandfreier und zulassungskonformer Arzneimittel, genannt und zur Erreichung dieses Ziels die GMP-gerechte Durchführung der Produktionsvorgänge nach klar definierten, schriftlich festgelegten Verfahren gefordert. Ferner wird ausdrücklich betont, daß alle Produktionsvorgänge von der Herstellungserlaubnis abgedeckt sein müssen.

Die allgemeinen Anforderungen lassen sich im wesentlichen wie folgt zusammenfassen:

- Durchführung und Überwachung der Produktion durch sachkundiges Personal
- Ausführung der Arbeitsgänge gemäß schriftlichen Verfahren oder Anweisungen, erforderlichenfalls Protokollierung
- Beteiligung der Qualitätskontrolle bei allen qualitätsrelevanten Problemen
- Quarantäne von eingehenden Materialien und von Fertigprodukten bis zur Freigabe (getrennte Lagerung oder geeignete administrative Maßnahmen)
- Übersichtliche Lagerung unter geeigneten Bedingungen
- Kontrolle und Auswertung der Ausbeuten
- Vermeidung von Verunreinigungen und Verwechslungen
- Besondere Billigung etwaiger Abweichungen von den festgelegten Verfahren und Anweisungen durch eine kompetente Person
- Eingeschränkter Zugang zu den Produktionsbereichen
- Grundsätzliches Verbot der Nutzung pharmazeutischer Produktionsbereiche und der dort verwendeten Ausrüstung für die Fertigung sonstiger Erzeugnisse.

Hinsichtlich der letztgenannten Bestimmung wird auf die Ausführungen zu Kapitel 3 verwiesen.

An diese allgemeinen Vorgaben schließen sich acht Abschnitte mit detaillierten Regelungen zu besonderen Fragestellungen (Verhinderung von Kreuzkontaminationen, Validierung, Umgang mit zurückgewiesenen, wiederverwerteten und zurückgegebenen Materialien) sowie zu den einzelnen Phasen der Produktion von der Handhabung der Ausgangsstoffe bis zum Umgang mit Fertigprodukten an.

Die Forderung, daß Kreuzkontaminationen zu vermeiden sind, wird ergänzt durch erläuternde Anmerkungen zu den Ursachen/Quellen von Kreuzkontaminationen, den problematischsten Kontaminanten und den Produkten, bei denen sich Verunreinigungen besonders gravierend auswirken. Die wichtigsten in Betracht kommenden technischen und organisatorischen Maßnahmen zur Verhinderung von Kreuzkontaminationen werden beispielhaft aufgezählt. Der Maßnahmenkatalog reicht bis zur Produktion in völlig abgeschlossenen Bereichen, die für bestimmte Produkte unabdingbar ist (insbesondere für Penicilline, Lebendimpfstoffe sowie Arzneimittel, die lebende Bakterien enthalten).

Validierung soll auf einem hohen allgemeinen GMP-Niveau aufbauen und dieses noch verbessern und nicht dazu dienen, entsprechende Defizite zu rechtfertigen im Sinne einer „bad practice validation". Validierungsstudien sind nach schriftlich festgelegten Verfahren durchzuführen; die Ergebnisse sind zu doku-

mentieren. Eine (prospektive) Validierung soll vorgenommen werden bei Einführung einer neuen Herstellungsvorschrift oder Verarbeitungsmethode, wobei sie sich auf die kritischen Verfahrensschritte beschränken kann, sowie bei wesentlichen Verfahrensänderungen, die Einfluß auf die Produktqualität oder die Reproduzierbarkeit des Prozesses haben könnten. Bereits eingeführte Verfahren sollen in regelmäßigen Abständen revalidiert werden. Dies kann durch eine retrospektive Validierung auf der Grundlage vorhandener Daten erfolgen.
Die Bedeutung des Einkaufs der Ausgangsstoffe und die Notwendigkeit einer sorgfältigen Auswahl der Lieferanten und einer engen Kooperation mit diesen werden ausdrücklich betont. Ausgangsstoffe sollen nur von (betriebsintern) zugelassenen Lieferanten – idealerweise unmittelbar vom Produzenten – bezogen werden. Im übrigen entsprechen die Regelungen dem normalen Verfahrensablauf: Annahme – visuelle Kontrolle – ggf. Reinigung – Kennzeichnung – Probenahme – Quarantäne – Prüfung – Freigabe – Dispensierung (mit Gegenkontrolle der Materialien, Gewichte und Volumina) – chargenweise Bereitstellung. Zwischenprodukte und Bulkware, die als solche bezogen werden, sind wie Ausgangsstoffe zu behandeln. Dem Hersteller wird aufgegeben, die Identität des Inhalts jedes angelieferten Behältnisses sicherzustellen. Dies dürfte bedeuten, daß in der Regel von jedem Behältnis eine Probe zu entnehmen und auf Identität zu prüfen ist. Ausnahmen kommen nur unter besonderen Voraussetzungen in Betracht. Allein die Anzahl der bezogenen Behältnisse ist kein Kriterium, das eine nur auf Stichproben beschränkte Identitätsprüfung rechtfertigen könnte. Unabhängig hiervon können die Prüfungen auf Reinheit und Gehalt an Mischmustern vorgenommen werden.
Vor Durchführung der Verarbeitungsvorgänge soll eine Überprüfung der Arbeitsbereiche und der Ausrüstung auf Sauberkeit und Freiheit von allen nicht benötigten Materialien erfolgen. Arbeitsbereiche und Ausrüstung sind nach Beendigung der vorausgegangenen Operationen zu räumen und zu reinigen. Ferner wird in dem die Verarbeitung betreffenden Abschnitt nochmals die Notwendigkeit der Validierung kritischer Verfahrensschritte erwähnt und auf die Durchführung von Inprozeß- und Umgebungskontrollen und die erforderliche Klärung signifikanter Abweichungen von der theoretischen Ausbeute hingewiesen sowie eine ordnungsgemäße Lagerung von Zwischenprodukten und Bulkware gefordert.
Primäre und bedruckte Verpackungsmaterialien sollen grundsätzlich nach dem gleichen Procedere und mit der gleichen Sorgfalt gehandhabt werden wie Ausgangsstoffe. Ergänzende Regelungen wurden für den Umgang mit bedruckten Verpackungsmaterialien getroffen, da hierbei eine besondere Vorsicht geboten ist.
Die hauptsächlichen Risiken bei der Konfektionierung von Arzneimitteln bestehen in (gegenseitigen) Verunreinigungen, Untermischungen und Verwechslungen der zu verpackenden Produkte oder der Verpackungsmaterialien sowie in Kennzeichnungsfehlern (insbesondere beim Aufdruck von Daten oder Informationen). Die detaillierten Vorschriften zur Ausführung der Verpackungsvorgänge tragen diesen Fehlermöglichkeiten Rechnung und sollen die Risiken minimieren. Besondere Erwähnung verdienen die Bestimmungen, daß von der Verpackungslinie entfernte Proben nicht und Produkte, die von einem ungewöhnlichen Vorgang betroffen waren, nur unter Beachtung der notwendigen Kautelen (Überprüfung, Untersuchung, Genehmigung, Protokollierung) wieder in den Verpackungsprozeß eingeschleust werden sollen. Auch bei der Ver-

packung ist eine abschließende Bilanzierung der Produkte und Materialien vorzunehmen; auffällige Diskrepanzen sind vor der Freigabe zu klären.
Fertigprodukte sind unter geeigneten, vom Hersteller festzulegenden Bedingungen zu lagern und bis zur Freigabe in Quarantäne zu halten.
Für zurückgewiesene Materialien und Produkte wird neben der eindeutigen Statuskennzeichnung die gesonderte Lagerung in separaten, nicht allgemein zugänglichen Bereichen gefordert. Diese Verschärfung gegenüber der Quarantänelagerung ist wegen der feststehenden unzureichenden Qualität berechtigt (vgl. Anmerkungen zu Kapitel 3). Zurückgewiesene Materialien und Produkte sollen an den Lieferanten zurückgegeben oder vernichtet werden; eine Umarbeitung soll die Ausnahme bleiben und ist nur unter bestimmten Voraussetzungen zulässig. Die Wiederverwertung qualitativ einwandfreier Restbestände früherer Chargen wird als weniger kritisch angesehen, erfordert jedoch eine sorgfältige Risikoabschätzung im Vorfeld und bedarf einer besonderen (betriebsinternen) Genehmigung durch die hierfür verantwortliche Person. Aus dem Handel retournierte Arzneimittel dürfen nur dann wieder in den Verkehr gebracht oder als Bulkware wiederverwertet werden, wenn sie zweifelsfrei (noch) die erforderliche Qualität aufweisen. Ansonsten sollen sie vernichtet werden. Die Beurteilung der Qualität und damit auch die Entscheidung über die Notwendigkeit der Vernichtung obliegt der Qualitätskontrolle. Unberührt hiervon bleibt die Möglichkeit der chemischen Aufarbeitung zur Rückgewinnung des Wirkstoffs.

Kapitel 6

„Qualitätskontrolle“

In den Grundsätzen und allgemeinen Bestimmungen des Kapitels werden zunächst die Rolle und Funktion der Qualitätskontrolle sowie ihre Aufgaben – soweit diese über die in Kapitel 2 genannten Aufgaben des Leiters der Qualitätskontrolle hinausgehen – beschrieben. Es wird ausdrücklich betont, daß die Qualitätskontrolle nicht auf Labortätigkeiten und analytische Arbeiten beschränkt ist, sondern an allen Entscheidungen beteiligt sein soll, die einen Bezug zur Produktqualität haben.
Jeder Hersteller soll eine von einem qualifizierten Experten geleitete Qualitätskontrollabteilung besitzen, der (mindestens) ein Kontrollabor und ausreichende Mittel für die Erfüllung ihrer Aufgaben zur Verfügung stehen. Die Notwendigkeit der Unabhängigkeit dieser Abteilung von der Produktion und anderen Abteilungen des Betriebs wird besonders herausgestellt. Auch die Qualitätskontrolle soll gemäß schriftlichen Vorgaben arbeiten und die durchgeführten Arbeitsgänge im erforderlichen Umfang protokollieren. Erwähnenswert ist noch der Hinweis, daß bei der Qualitätsbeurteilung der Fertigprodukte auch die Produktionsdokumentation mit berücksichtigt werden soll. Mit dieser Regelung wird keine generelle Supervision der Produktion durch die Qualitätskontrolle bezweckt. Der Leiter der Qualitätskontrolle wird sich im Regelfall darauf beschränken können, festzustellen, daß Verarbeitungs- und Verpakkungsprotokoll ordnungsgemäß unterzeichnet und besondere Vorkommnisse

nicht aufgetreten sind. Im Falle besonderer Vorkommnisse jedoch (etwa bei Abweichungen von den festgelegten Vorschriften) soll auch er die möglichen Auswirkungen auf die Produktqualität beurteilen und entscheiden, ob zusätzliche Prüfungen geboten sind. Auch noch spezifikationskonforme, aber von den normalen Werten abweichende Resultate der analytischen Prüfung können Anlaß geben, die Produktionsdokumentation zur Ermittlung der Ursache und Beurteilung möglicher weiterer Konsequenzen näher zu überprüfen.
Im übrigen enthält das Kapitel Einzelheiten zur Guten Kontrollabor-Praxis. Hinsichtlich des Personals sowie der Räume und Einrichtungen der Qualitätskontrolle wird ergänzend zu den diesbezüglichen Regelungen der Kapitel 2 und 3 gefordert, daß die Qualitätskontrollabteilung des pharmazeutischen Herstellers grundsätzlich so ausgestattet sein soll, daß sie alle erforderlichen Prüfungen durchführen kann. In begründeten Fällen können jedoch auch externe Laboratorien mit der Durchführung bestimmter Prüfungen beauftragt werden. Gegen die Vergabe von Prüfungen, die bspw. spezielle Kenntnisse und Erfahrungen oder einen besonders hohen Aufwand erfordern, wird nichts einzuwenden sein.
Der Abschnitt „Dokumentation" knüpft an Kapitel 4 an, das die Unterlagen der Qualitätskontrolle einschließt. Er enthält eine Aufzählung der Dokumente, die der Qualitätskontrolle zuzurechnen sind und ihr zur Verfügung stehen sollen. Ferner wird klargestellt, daß zu den aufzubewahrenden Prüfungsunterlagen auch die Rohdaten bzw. -aufzeichnungen (analytische Arbeitsblätter/Laborjournale) gehören. Eine gewisse Ungereimtheit, die aber in der Praxis keine große Bedeutung haben dürfte, besteht hinsichtlich der Aufbewahrungsdauer von chargenbezogenen Unterlagen. Die Anforderungen des Kapitels 4 für chargenbezogene Protokolle allgemein (Aufbewahrung bis ein Jahr nach Ablauf des Verfalldatums) und des Kapitels 6 für chargenbezogene Unterlagen der Qualitätskontrolle (Aufbewahrung bis ein Jahr nach Ablauf des Verfalldatums und mindestens fünf Jahre nach der Freigabe) decken sich nicht ganz.
Die GMP-Richtlinie wird diesbezüglich Klarheit schaffen. Voraussichtlich wird sie die Aufbewahrung chargenbezogener Unterlagen bis ein Jahr nach Ablauf des Verfalldatums vorschreiben und auf die Zusatzbedingung „und mindestens fünf Jahre nach der Freigabe" verzichten. Auch der Rest des Kapitels enthält noch Regelungen, die die Dokumentation betreffen. Sowohl die nach Kapitel 4 vorzuhaltenden Verfahrensbeschreibungen für die Probenahme als auch die vorgeschriebenen Aufzeichnungen über die durchgeführten Prüfungen (Prüfprotokolle) werden hier konkretisiert.
Im Zusammenhang mit der Probenahme wird die Notwendigkeit betont, zum Zweck der Qualitätskontrolle einer Produktcharge repräsentative Proben zu ziehen. Dies schließt die Entnahme zusätzlicher Proben zur Überwachung kritischer Prozeßschritte oder -phasen nicht aus. Die Festlegung geeigneter statistischer Verfahren für die repräsentative Probenahme obliegt dem Hersteller. Weiterhin wird die Kennzeichnung der entnommenen Proben und die Aufbewahrung von Rückstellmustern geregelt. Rückstellmuster der Fertigprodukte sollen bis ein Jahr nach Ablauf des Verfalldatums aufbewahrt werden. Über Sonderregelungen für kurzlebige Produkte (radioaktive Arzneimittel, Sera, Impfstoffe, etc.) wird im Rahmen der Erarbeitung der vorgesehenen Anhänge und der Vorbereitung der GMP-Richtlinie diskutiert. Für Ausgangsstoffe sieht der Leitfaden grundsätzlich eine mindestens zweijährige Aufbewahrung von

Rückstellmustern vor. Diese von der Aufbewahrungsdauer für Fertigprodukte losgelöste pauschale Forderung ist wenig schlüssig. Eine Fußnote macht deutlich, daß einige Mitgliedstaaten (u. a. auch die Bundesrepublik Deutschland) es für erforderlich halten, daß Rückstellmuster von Ausgangsstoffen ebenso lange aufbewahrt werden wie die Rückstellmuster der unter Verwendung dieser Ausgangsstoffe hergestellten Fertigarzneimittel. Da sich mittlerweile die Mehrheit der Mitgliedstaaten dieser Auffassung angeschlossen hat, wird die GMP-Richtlinie möglicherweise eine entsprechende Regelung enthalten und den Leitfaden insoweit korrigieren.
Der letzte Abschnitt des Kapitels 6 betrifft die eigentlichen Prüfvorgänge und deren Dokumentation. Neben der Validierung der analytischen Methoden, der korrekten Durchführung aller nach den Zulassungsunterlagen erforderlichen Prüfungen und – wie bereits erwähnt – dem Inhalt der Prüfprotokolle werden auch die Inprozeßkontrollen angesprochen. Der Leitfaden äußert sich nicht zu der kontrovers diskutierten Frage, ob die Inprozeßkontrollen dem Verantwortungsbereich der Produktion oder der Qualitätskontrolle zuzurechnen sind; er läßt offen, wer sie durchzuführen hat, fordert allerdings, daß sie nach von der Qualitätskontrolle gebilligten Verfahren erfolgen sollen. Sofern Inprozeßkontrollen kein Risiko für die hergestellten Arzneimittel darstellen, können sie somit im Produktionsbereich von dem dort tätigen Personal vorgenommen werden. Im übrigen konzentrieren sich die Regelungen des Abschnitts „Prüfung“ auf die Gewährleistung der Eignung der Labormaterialien (Reagenzien, Standards, Kulturmedien, etc.) und der verwendeten Versuchstiere.

Kapitel 7

„Herstellung und Prüfung im Lohnauftrag“

Bei der Herstellung und Prüfung im Lohnauftrag handelt es sich um eine problematische Angelegenheit. Um „Mißverständnisse“ zu Lasten der Qualität der hergestellten Produkte zu vermeiden, müssen präzise Vereinbarungen getroffen und die notwendigen Vollzugskontrollen durchgeführt werden. Erforderlich ist in jedem Fall ein schriftlicher Vertrag, der die Aufgaben und Verantwortlichkeiten von Auftraggeber und Auftragnehmer klar und detailliert festlegt. Der Vertrag muß eindeutige Vereinbarungen über die Freigabe von Materialien und Produkten enthalten, insbesondere über die Freigabe der Fertigprodukte durch die verantwortliche(n) sachkundige(n) Person(en). Ferner wird ausdrücklich die Notwendigkeit der Übereinstimmung der kontrahierten Arbeiten mit der Zulassung des betreffenden Arzneimittels betont.
Neben diesen fundamentalen Anforderungen enthält Kapitel 7 eine Beschreibung der Obliegenheiten des Auftraggebers und des Auftragnehmers sowie nähere Vorgaben zum Inhalt des Vertrags. Dabei werden u. a. die dem Auftragnehmer zu liefernden Informationen, die Problematik der Übertragung von Arbeiten auf Dritte durch den Auftragnehmer, die Aufbewahrung von Chargenprotokollen und Rückstellmustern sowie die Inspektion des Auftragnehmers durch den Auftraggeber angesprochen. Damit der Auftragnehmer die ihm übertragenen Arbeiten ordnungsgemäß und in Übereinstimmung mit der

Zulassung ausführen kann, sind ihm alle relevanten Informationen zur Verfügung zu stellen, auch wenn dies eine Preisgabe von Firmen-Know-how bedeutet. Der Know-how-Schutz kann erforderlichenfalls durch eine entsprechende Vertragsgestaltung sichergestellt werden. Der Auftragnehmer soll ohne Wissen des Auftraggebers und ohne dessen Genehmigung der jeweiligen Vereinbarungen keine Arbeiten an eine dritte Partei weitergeben. Diese Regelung ist sachgerecht. Die letztendliche Produktverantwortung liegt beim ursprünglichen Auftraggeber; insofern muß er auch jederzeit „Herr des Verfahrens" bleiben. Die Aufbewahrung von Chargenprotokollen und Rückstellmustern ist im Vertrag zu regeln. Sofern sie nicht beim Auftraggeber erfolgt, soll gewährleistet sein, daß ihm die Chargenprotokolle und Rückstellmuster während der vorgeschriebenen Aufbewahrungsdauer zur Verfügung stehen. Er benötigt sie etwa für die Bearbeitung von Beanstandungen, die detaillierten Chargenprotokolle in jedem Fall auch für die Endfreigabe der hergestellten Arzneimittel, wenn er hierfür (mit-)verantwortlich ist. Bezüglich der Übermittlung der Chargendokumente und hinsichtlich des Inspektionsrechts des Auftraggebers beim Auftragnehmer, das im Vertrag vereinbart werden soll, stellt sich u. U. auch für den Auftragnehmer die Problematik des Know-how-Schutzes. Entsprechende Bedenken rechtfertigen es jedoch nicht, insoweit von den Anforderungen des Leitfadens abzuweichen; die Belange der Arzneimittelsicherheit haben Vorrang. Eine mißbräuchliche Verwendung von Informationen und Erkenntnissen durch den Auftraggeber kann – wie bereits dargelegt – ggf. durch geeignete vertragliche Regelungen (Vertragsstrafen o. ä.) verhindert werden.
Der Auftraggeber soll die Beachtung der GMP-Regelungen vertraglich sicherstellen. Dies ist insbesondere dann von Bedeutung, wenn im Falle der Prüfung im Lohnauftrag der Auftragnehmer nicht über eine arzneimittelrechtliche Herstellungserlaubnis verfügt und somit nicht ohnehin den Anforderungen der GMP-Richtlinie und des GMP-Leitfadens unterliegt. Ebenfalls möglich und in der Praxis nicht einmal selten ist die Konstellation, daß der Auftraggeber als reines Vertriebsunternehmen keine Herstellungserlaubnis besitzt. In einem derartigen Fall kann natürlich der Auftragnehmer nicht gewährleisten, daß sein Vertragspartner allen Obliegenheiten eines Auftraggebers gemäß GMP-Leitfaden ordnungsgemäß nachkommt. Hierzu zwingen den Auftraggeber jedoch die allgemeine Sorgfaltspflicht und seine Produktverantwortung als pharmazeutischer Unternehmer. Möglicherweise wird aber auch die insoweit bestehende Regelungslücke bei der Umsetzung der gemeinschaftlichen GMP-Vorschriften in nationales Recht geschlossen werden.

Kapitel 8

„Beanstandungen und Produktrückruf"

Als Teil eines GMP-Leitfadens bezieht sich Kapitel 8 streng genommen nur auf Beanstandungen und Rückrufe auf Grund erwiesener oder vermuteter Qualitätsmängel, es ist aber problemlos auch auf die Behandlung von Beanstandungen anderer Art übertragbar. Qualitätsmängel können auf Reproduktionsfehler oder aber auf Entwicklungsfehler (Modellfehler) zurückgehen. Sie

können folglich Teile einer Charge, eine gesamte Charge, mehrere Chargen oder ein Arzneimittel als solches betreffen. Die Regelungen des Kapitels 8 sollen sicherstellen, daß alle Beanstandungen oder sonstigen Informationen über mögliche Produktmängel sorgfältig überprüft, die notwendigen Maßnahmen getroffen und Produkte mit erwiesenen oder vermuteten ernsthaften Mängeln schnell und zuverlässig aus dem Markt zurückgerufen werden. In diesem Zusammenhang kommt der innerbetrieblichen Organisation und Kommunikation, der Dokumentation sowie den Mitteilungspflichten gegenüber den zuständigen Behörden eine große Bedeutung zu. Hierauf konzentrieren sich die Bestimmungen. Sie betreffen die Bestellung von verantwortlichem Personal für die Bearbeitung von Beanstandungen und die Abwicklung von Rückrufen, verlangen die grundsätzliche Beteiligung des Leiters der Qualitätskontrolle an den durchzuführenden Überprüfungen und fordern, daß die für die Freigabe verantwortliche(n) Person(en) in jedem Fall Kenntnis von den Beanstandungen, ihrer Überprüfung und deren Ergebnissen sowie den getroffenen Maßnahmen haben soll(en). In Ergänzung der Vorgaben des Kapitels 4 befassen sie sich mit den für die Bearbeitung von Beanstandungen und die Durchführung von Rückrufen erforderlichen betrieblichen Vorschriften, den zu führenden Aufzeichnungen und dem Inhalt der im Falle eines Rückrufs benötigten und hierfür vorzuhaltenden Vertriebsprotokolle. Sie sehen ferner die Unterrichtung der zuständigen Überwachungsbehörde über alle Maßnahmen vor, die auf Grund ernsthafter Qualitätsprobleme getroffen werden. In Fällen eines Rückrufs sollen die Behörden aller Länder informiert werden, in die mangelhafte Produkte geliefert wurden. Wie zurückgewiesene Materialien und Produkte sollen auch zurückgerufene Arzneimittel entsprechend gekennzeichnet und unter Bedingungen, die einen versehentlichen Zugriff ausschließen, separat gelagert werden, bis eine abschließende Entscheidung über ihr Schicksal ergangen ist.
Auch dieses Kapitel richtet sich nur an Arzneimittelhersteller. Das deutsche Arzneimittelrecht verpflichtet aber auch pharmazeutische Unternehmer, die nicht selbst herstellen, zur ordnungsgemäßen Bearbeitung von Beanstandungen und zur Einleitung der erforderlichen Maßnahmen bei Produktmängeln; diese Vertriebsunternehmen unterliegen insoweit grundsätzlich den gleichen Anforderungen wie Herstellerbetriebe. Es besteht keine Veranlassung, diese sinnvolle Regelung aufzugeben. Die Anwendung der einschlägigen EG-Vorschriften kann im nationalen Recht durchaus auf einen Bereich ausgedehnt werden, der im Gemeinschaftsrecht diesbezüglich (noch) nicht geregelt ist.

Kapitel 9

„Selbstinspektion"

Die Beachtung der GMP-Anforderungen soll durch regelmäßige Selbstinspektionen überwacht werden. Der Inspektionsturnus ist nicht näher geregelt; jährliche Inspektionen dürften jedoch ausreichend sein. Die Forderung nach unabhängiger Durchführung der Selbstinspektionen bedeutet nicht zwingend, daß sie von einer eigenständigen Qualitätssicherungseinheit vorgenommen werden

müssen. In großen Firmen ist die Etablierung einer derartigen Einheit sicherlich sinnvoll. Insbesondere in kleineren Unternehmen kann aber beispielsweise auch der Produktionsleiter den Bereich der Qualitätskontrolle inspizieren und umgekehrt der Leiter der Qualitätskontrolle den Bereich der Produktion. Darüber hinaus besteht auch die Möglichkeit der Beauftragung externer Experten. Über die Selbstinspektionen, die dabei getroffenen Feststellungen, die vorgeschlagenen Verbesserungen und deren Realisierung sollen Aufzeichnungen geführt werden. In Behördenkreisen wird diskutiert, inwieweit bei behördlichen Überwachungsmaßnahmen von diesen Aufzeichnungen Gebrauch gemacht werden sollte. Die Tendenz geht dahin, den betriebsinternen Charakter dieser Unterlagen zu akzeptieren und im Regelfall auf eine nähere Überprüfung und Auswertung zu verzichten, um eine offene und kritische Auseinandersetzung mit den betrieblichen Gegebenheiten im Rahmen der Selbstinspektionen und eine wahrheitsgemäße Dokumentation nicht in Frage zu stellen. Der Überwachungsbeamte wird sich jedoch von der regelmäßigen Durchführung der Selbstinspektionen und dem Vorhandensein der geforderten Aufzeichnungen zu vergewissern haben.
Der EG-Leitfaden einer Guten Herstellungspraxis hat breite internationale Anerkennung gefunden. Das Committee of Officials der Pharmazeutischen Inspektions-Convention hat beschlossen, die PIC-Grundregeln und -Richtlinien durch den EG-Leitfaden (zeitgleich mit dessen Inkrafttreten in den Mitgliedstaaten der Europäischen Gemeinschaften) zu ersetzen. Dabei sind lediglich einige wenige, ausschließlich redaktionelle Änderungen vorgesehen. Es ist davon auszugehen, daß die künftigen Anhänge ebenfalls übernommen werden. In den Mitgliedstaaten der Europäischen Gemeinschaften und im Rahmen der Pharmazeutischen Inspektions-Convention werden somit erfreulicherweise keine unterschiedlichen Standards Anwendung finden. Die Entscheidung des Committee of Officials wurde dadurch ermöglicht, daß die Erarbeitung des EG-Leitfadens in enger Anlehnung an die PIC-Grundregeln und -Richtlinien erfolgte, so daß er praktisch eine Weiterentwicklung des PIC-Regelwerks darstellt. Auch seitens der Weltgesundheitsorganisation wurde der Leitfaden ausdrücklich gewürdigt. Er dient als Grundlage für die derzeit anhängige Überarbeitung ihrer GMP-Empfehlungen. Dabei zeichnet sich ab, daß zumindest der technische Inhalt übernommen werden wird. Offen ist noch, ob sich die WHO auch hinsichtlich der formalen Gestaltung der Empfehlungen am EG-Leitfaden orientieren wird.
Obwohl im Zuge der Umsetzung der gemeinschaftlichen GMP-Vorschriften sicherlich einzelne nationale Bestimmungen geändert werden müssen, stellt der Leitfaden grundlegende Prinzipien des deutschen Arzneimittelrechts nicht in Frage. Trotz seiner gelegentlich kritisierten Ausführlichkeit dürfte er unter Berücksichtigung der Gesamtkonzeption und der dadurch gewährleisteten Flexibilität und im Hinblick auf die erreichte Vereinheitlichung der GMP-Regelungen in Europa sowohl die Akzeptanz der Überwachungsbehörden als auch der pharmazeutischen Industrie in der Bundesrepublik Deutschland finden. Er enthält jedenfalls im großen und ganzen sachgerechte Anforderungen und bietet kaum Ansatzpunkte für eine inhaltliche Kritik.

Anschr. d. Verf.: Hans-Georg Will, Verband der Diagnostica-Industrie e.V., Münchener Str. 49, 60329 Frankfurt/Main (Germany)

Betriebsverordnung für pharmazeutische Unternehmer (PharmBetrV)

Einführung

Die Betriebsverordnung für pharmazeutische Unternehmer (PharmBetrV) vom 8. März 1985 trat am 1. April 1985 in Kraft. Für die Hersteller von Arzneimitteln wurden dadurch die Grundregeln der Weltgesundheitsorganisation (WHO) für die ordnungsgemäße Herstellung und die Sicherung ihrer Qualität (*G*ood *M*anufacturing *P*ractice – GMP) auf Basis des § 54 Arzneimittelgesetz (AMG) als Verordnung verbindlich gemacht.

Der Bundesverband der Pharmazeutischen Industrie e.V. (BPI) hatte bereits im Jahre 1971 seinen Mitgliedsfirmen empfohlen, die GMP-Richtlinien zu beachten. Behördlicherseits wurde im Jahre 1973 in einer Entschließung festgestellt, daß die GMP-Richtlinie der WHO dem internationalen Stand von Wissenschaft und Technik im Hinblick auf die Herstellung und Qualitätskontrolle von Arzneimitteln entspricht.

Die Erste Verordnung zur Änderung der Betriebsverordnung für pharmazeutische Unternehmer vom 25. März 1988 wurde notwendig, weil u. a.

- die Verantwortungsbereiche des Stufenplanbeauftragten schriftlich festgelegt werden mußten,
- die Aufbewahrungsfrist für Chargenproben geändert sowie
- die zeitliche Verschiebung der Geltung des § 10 AMG für die Kennzeichnung von Gegenständen, Verbandstoffen, chirurgischem Nahtmaterial, nicht zulassungspflichtigen Desinfektionsmitteln und In-vitro-Diagnostica und die Einbeziehung von sterilen Einmalartikeln in diese Regelung eingeführt wurde.

Mit der Zweiten Verordnung zur Änderung der Betriebsverordnung für pharmazeutische Unternehmer vom 13. Juli 1994 werden

- die Richtlinie 91/356/EWG der Kommission vom 13. Juni 1991 zur Festlegung der Grundsätze und Leitlinien einer Guten Herstellungspraxis für zur Anwendung beim Menschen bestimmte Arzneimittel (ABl. EG Nr. L 193 S. 30)[1] und
- die Richtlinie 91/412/EWG der Kommission vom 23. Juli 1991 zur Festlegung der Grundsätze und Leitlinien einer Guten Herstellungspraxis für Tierarzneimittel (ABl. EG Nr. L 228 S. 70)[2]

in nationales Recht umgesetzt.

---

[1] Siehe S. 11 dieser Broschüre.

[2] Siehe S. 24 dieser Broschüre.

Betriebsverordnung für pharmazeutische Unternehmer (PharmBetrV)

Vom 8. März 1985 (BGBl. I S. 546), geändert durch die Erste Änderungsverordnung vom 25. März 1988 (BGBl. I S. 480), durch die Anlage I Kapitel X Sachgebiet D Abschnitt II Nr. 27 des Einigungsvertrages vom 31. August 1990 in Verbindung mit Artikel 1 des Gesetzes vom 23. September 1990 (BGBl. II S. 885, 1085), durch Artikel 6 des Gesetzes vom 27. April 1993 (BGBl. I S. 512, 2436), durch die Zweite Änderungsverordnung vom 13. Juli 1994 (BGBl. I S. 1561) und durch Artikel 4 des Fünften Gesetzes zur Änderung des Arzneimittelgesetzes vom 9. August 1994 (BGBl. I S. 2071).

§ 1
Anwendungsbereich

(1) Diese Verordnung findet Anwendung auf Betriebe und Einrichtungen, die Arzneimittel oder Wirkstoffe, die Blut oder Blutzubereitungen sind, gewerbsmäßig herstellen, prüfen, lagern, verpacken, in den Verkehr bringen oder in den Geltungsbereich des Arzneimittelgesetzes verbringen. Sie findet auch Anwendung auf Personen, die diese Tätigkeiten berufsmäßig ausüben.

(2) Diese Verordnung ist auf Apotheken, den Einzelhandel mit Arzneimitteln außerhalb von Apotheken, auf Ärzte, Zahnärzte, Tierärzte, tierärztliche Hausapotheken und Arzneimittelgroßhandelsbetriebe nur anzuwenden, soweit sie einer Erlaubnis nach § 13 oder § 72 des Arzneimittelgesetzes bedürfen. Diese Verordnung gilt nicht für denjenigen, der Arzneimittel sammelt oder der im Auftrag eines Tierarztes und unter dessen Aufsicht nach § 13 Abs. 2 Nr. 3 des Arzneimittelgesetzes aus Arzneimittel-Vormischungen und Mischfuttermitteln Fütterungsarzneimittel herstellt.

§ 1a
Qualitätssicherungssystem

Betriebe und Einrichtungen müssen ein funktionierendes pharmazeutisches Qualitätssicherungssystem entsprechend Art und Umfang der durchgeführten Tätigkeiten betreiben, um sicherzustellen, daß die Arzneimittel die für den beabsichtigten Gebrauch erforderliche Qualität aufweisen. Dieses Qualitätssicherungssystem muß die aktive Beteiligung der Geschäftsführung und des Personals der einzelnen betroffenen Bereiche vorsehen; insbesondere haben der Herstellungsleiter und der Kontrolleiter die Herstellungs- und Prüfanweisungen in regelmäßigen Abständen zu überprüfen und gegebenenfalls an den Stand von Wissenschaft und Technik anzupassen.

§ 2
Personal

(1) Personal muß mit ausreichender fachlicher Qualifikation und in ausreichender Zahl vorhanden sein, um die Einhaltung der Vorschriften dieser Verordnung zu ermöglichen. Es darf nur entsprechend seiner Ausbildung und sei-

nen Kenntnissen beschäftigt werden und ist über die beim Umgang mit Arzneimitteln und Ausgangsstoffen gebotene Sorgfalt regelmäßig zu unterweisen.

(2) Die Verantwortungsbereiche sind nach Maßgabe der §§ 19 und 63a des Arzneimittelgesetzes schriftlich festzulegen. Darüber hinaus müssen die Aufgaben des Personals in leitender oder verantwortlicher Stellung in Arbeitsplatzbeschreibungen festgelegt werden. Die Organisationsstruktur ist in einem Organisationsschema zu beschreiben. Organisationsschemata und Arbeitsplatzbeschreibungen sind nach den betriebsinternen Verfahren festzulegen. Dem in Satz 2 genannten Personal sind ausreichende Befugnisse einzuräumen, damit es seiner Verantwortung gerecht werden kann.

(3) Wer Arzneimittel vertreibt, herstellt oder in den Geltungsbereich des Arzneimittelgesetzes verbringt, ohne einer Erlaubnis nach § 13 oder § 72 des Arzneimittelgesetzes zu bedürfen, hat den Verantwortungsbereichen nach § 19 des Arzneimittelgesetzes entsprechend eine oder mehrere verantwortliche Personen zu bestellen. Sind mehrere Personen bestellt, gilt Absatz 2 entsprechend. Die bestellten Personen sind für die Einhaltung der ihren Bereich betreffenden Vorschriften dieser Verordnung verantwortlich.

§ 3
Beschaffenheit, Größe und Einrichtung der Betriebsräume

(1) Die Betriebsräume müssen nach Art, Größe, Zahl, Lage und Einrichtung einen ordnungsgemäßen Betrieb, insbesondere die einwandfreie Herstellung, Prüfung, Lagerung, Verpackung und das Inverkehrbringen der Arzneimittel gewährleisten. Soweit die Betriebsräume und ihre Einrichtung für Herstellungsvorgänge verwendet werden, die für die Arzneimittelqualität von entscheidender Bedeutung sind, müssen sie auf ihre Eignung überprüft werden (Qualifizierung).

(2) Die Betriebsräume müssen sich in einem ordnungsgemäßen baulichen Zustand befinden. Sie müssen ausreichend beleuchtet sein und geeignete klimatische Verhältnisse aufweisen. Die Betriebsräume sind durch geeignete Maßnahmen vor dem Zutritt Unbefugter zu schützen.

(3) Die Betriebsräume und ihre Einrichtung sollen gründlich zu reinigen sein und müssen instand gehalten werden.

§ 4
Anforderungen an die Hygiene

(1) Betriebsräume und deren Einrichtungen müssen regelmäßig gereinigt und, soweit erforderlich, desinfiziert werden. Es soll nach einem schriftlichen Hygieneplan verfahren werden, in dem insbesondere folgendes festgelegt ist:

1. die Häufigkeit der Maßnahmen,
2. die durchzuführenden Reinigungs- oder Desinfektionsverfahren und die zu verwendenden Geräte und Hilfsmittel,
3. die mit der Aufsicht betrauten Personen.

(2) Soweit zur ordnungsgemäßen Herstellung und Prüfung der Arzneimittel erforderlich, müssen schriftliche Hygieneprogramme mit Anweisungen zum hygienischen Verhalten und zur Schutzkleidung des Personals erstellt und befolgt werden.

(3) Soweit zur Herstellung und Prüfung von Arzneimitteln Tiere verwendet werden, müssen bei ihrer Haltung die hygienischen Erfordernisse beachtet werden.

§ 5
Herstellung

(1) Arzneimittel sind nach anerkannten pharmazeutischen Regeln herzustellen.

(2) Es dürfen nur Arzneimittel und Ausgangsstoffe verwendet werden, deren erforderliche Qualität nach § 6 festgestellt und kenntlich gemacht ist. Durch räumliche oder zeitliche Trennung der einzelnen Herstellungsvorgänge oder durch andere geeignete technische oder organisatorische Maßnahmen ist Vorsorge zu treffen, daß eine gegenseitige nachteilige Beeinflussung der Arzneimittel sowie Verwechslungen der Arzneimittel und des Verpackungs- und Kennzeichnungsmaterials vermieden werden.

(3) Arzneimittel sind unter Verantwortung des Herstellungsleiters und nach vorher erstellten Anweisungen und Verfahrensbeschreibungen (Herstellungsanweisung) herzustellen und zu lagern. Diese Herstellungsanweisung muß in schriftlicher Form vorliegen und die Herstellungsvorgänge sowie die damit im Zusammenhang stehenden Arbeitsgänge im einzelnen beschreiben. Für Arzneimittel, die zugelassen oder registriert sind, muß sie den Zulassungs- oder Registrierungsunterlagen entsprechen. Die zur Herstellung angewandten Verfahren sind nach dem jeweiligen Stand von Wissenschaft und Technik zu validieren. Kritische Phasen eines Herstellungsverfahrens müssen regelmäßig revalidiert werden. Die Ergebnisse sind zu dokumentieren.

(4) Die Herstellung jeder Charge eines Arzneimittels einschließlich der Verpakkung ist vollständig zu protokollieren (Herstellungsprotokoll). Die für die Herstellung verantwortliche Person hat im Herstellungsprotokoll mit Datum und eigenhändiger Unterschrift zu bestätigen, daß das Arzneimittel entsprechend der Herstellungsanweisung hergestellt und mit der vorgeschriebenen Pakkungsbeilage versehen worden ist. In Fällen kurzfristiger Verhinderung, insbesondere durch Krankheit oder Urlaub, kann an Stelle der für die Herstellung verantwortlichen Person ein Beauftragter, der über ausreichende Ausbildung und Kenntnisse verfügt, die Bestätigung vornehmen. Das Herstellungsprotokoll ist der für die Herstellung verantwortlichen Person nach ihrer Rückkehr unverzüglich zur Bestätigung vorzulegen. Soweit das Arzneimittel nicht in Chargen hergestellt wird, gelten die Sätze 1 bis 4 entsprechend.

§ 6
Prüfung

(1) Arzneimittel und deren Ausgangsstoffe sind nach anerkannten pharmazeutischen Regeln auf die erforderliche Qualität zu prüfen.

(2) Die Prüfung ist unter Verantwortung des Kontrolleiters und nach vorher erstellten Anweisungen und Verfahrensbeschreibungen (Prüfanweisung) durchzuführen. Diese Prüfanweisung muß vor der Prüfung in schriftlicher Form erstellt werden und die Probenahme und Prüfung sowie die damit im Zusammenhang stehenden Arbeitsgänge im einzelnen beschreiben. Für Arzneimittel, die zugelassen oder registriert sind, muß sie den Zulassungs- oder Registrierungsunterlagen entsprechen. Die zur Prüfung angewandten Verfahren sind nach dem jeweiligen Stand der Wissenschaft und Technik zu validieren.

(3) Die Prüfung der Ausgangsstoffe und jeder Charge eines Arzneimittels ist vollständig zu protokollieren (Prüfprotokoll). Die für die Prüfung verantwortliche Person hat im Prüfprotokoll mit Datum und eigenhändiger Unterschrift zu bestätigen, daß das Arzneimittel entsprechend der Prüfanweisung geprüft worden ist und die erforderliche Qualität besitzt. In Fällen kurzfristiger Verhinderung, insbesondere durch Krankheit oder Urlaub, kann an Stelle der für die Prüfung verantwortlichen Person ein Beauftragter, der über ausreichende Ausbildung und Kenntnisse verfügt, die Bestätigung vornehmen. Das Prüfprotokoll ist der für die Prüfung verantwortlichen Person nach ihrer Rückkehr unverzüglich zur Bestätigung vorzulegen. Wenn das Arzneimittel nicht in Chargen hergestellt wurde, gelten die Sätze 1 bis 4 entsprechend.

(4) Wurde die erforderliche Qualität festgestellt, sind die Arzneimittel und die Ausgangsstoffe entsprechend kenntlich zu machen; bei zeitlicher Begrenzung der Haltbarkeit ist das Enddatum anzugeben.

(5) Die Absätze 1 bis 4 finden auf Fütterungsarzneimittel mit der Maßgabe Anwendung, daß die Prüfung stichprobenweise durchgeführt werden kann. Dabei darf von einer über die Homogenität hinausgehenden Prüfung abgesehen werden, wenn sich keine Anhaltspunkte ergeben haben, die Zweifel an der einwandfreien Beschaffenheit des Fütterungsarzneimittels begründen.

§ 7
Freigabe

(1) Arzneimittel dürfen als freigegeben nur kenntlich gemacht werden (Freigabe), wenn das Herstellungs- und das Prüfprotokoll ordnungsgemäß unterzeichnet sind. § 32 des Arzneimittelgesetzes bleibt unberührt.

(2) Arzneimittel und Ausgangsstoffe, die den Anforderungen an die Qualität nicht genügen, sind als solche kenntlich zu machen und abzusondern; sie sind zu vernichten, an den Lieferanten zurückzugeben oder umzuarbeiten. Über die Maßnahme sind Aufzeichnungen zu machen.

§ 8
Lagerung

(1) Arzneimittel und Ausgangsstoffe sind so zu lagern, daß ihre Qualität nicht nachteilig beeinflußt wird und Verwechslungen vermieden werden.

(2) Die Vorratsbehältnisse und die innerbetrieblichen Transportbehältnisse müssen so beschaffen sein, daß die Qualität des Inhalts nicht beeinträchtigt wird. Sie müssen mit deutlichen Aufschriften versehen sein, die den Inhalt eindeutig bezeichnen. Soweit Bezeichnungen durch Rechtsverordnung nach § 10 Abs. 6 Nr. 1 des Arzneimittelgesetzes vorgeschrieben sind, sind diese zu verwenden. Der Inhalt ist durch zusätzliche Angaben zu kennzeichnen, soweit dies zur Vermeidung von Verwechslungen erforderlich ist.

(3) Muster von jeder Charge eines Arzneimittels müssen mindestens ein Jahr über den Ablauf des Verfalldatums hinaus aufbewahrt werden. Bei Arzneimitteln, deren Herstellung für den Einzelfall oder in kleinen Mengen erfolgt oder deren Lagerung besondere Probleme bereitet, kann die zuständige Behörde Ausnahmen über die Muster und ihre Aufbewahrung zulassen.

(3a) Muster von Ausgangsstoffen müssen mindestens zwei Jahre nach Freigabe der unter Verwendung dieser Ausgangsstoffe hergestellten Arzneimittel aufbewahrt werden, es sei denn, in den Zulassungsunterlagen ist eine kürzere Haltbarkeit angegeben. Satz 1 gilt nicht für Lösungsmittel, Gase und Wasser.

(4) Die für die Lagerung verantwortliche Person hat sich in regelmäßigen Abständen davon zu überzeugen, daß die Arzneimittel und die Ausgangsstoffe ordnungsgemäß gelagert werden.

§ 9
Tierhaltung

(1) Der Gesundheitszustand von Tieren, die für die Herstellung oder Prüfung von Arzneimitteln gehalten werden, ist von einem Tierarzt fortlaufend zu kontrollieren.

(2) Soweit vor der Verwendung der Tiere eine Quarantäne erforderlich ist, sind sie in einem Quarantänestall unterzubringen und von einem Tierarzt zu untersuchen. Die Quarantänezeit beträgt für Kleintiere mindestens zwei Wochen, für Rinder, Schweine, Schafe und Ziegen mindestens drei Wochen, für Einhufer sowie für andere Großtiere mindestens vier und für Affen mindestens sechs Wochen. Der Quarantänestall muß von den übrigen Ställen getrennt sein. Die mit der Pflege und Wartung der im Quarantänestall untergebrachten Tiere beauftragten Personen sollen nicht ohne ausreichende Vorsichtsmaßnahmen in anderen Ställen beschäftigt werden.

(3) Bei der Herstellung und Prüfung von Arzneimitteln dürfen nur Tiere verwendet werden, die nach dem Ergebnis der tierärztlichen Untersuchung keine Anzeichen von übertragbaren Krankheiten aufweisen und nicht an Krankheiten leiden, die die Herstellung oder Prüfung der Arzneimittel nachteilig beeinflussen.

(4) Über die Tiere sind nach Tierarten getrennte Aufzeichnungen zu führen. Diese Aufzeichnungen müssen mindestens Angaben enthalten über

1. die Herkunft und das Datum des Erwerbs,
2. die Rasse oder den Stamm,
3. die Anzahl,
4. die Kennzeichnung,
5. den Beginn und das Ende der Quarantänezeit,
6. das Ergebnis der tierärztlichen Untersuchungen,
7. die Art, das Datum und die Dauer der Verwendung und
8. den Verbleib der Tiere nach der Verwendung.

(5) Die Ställe müssen sich in angemessener Entfernung von den Herstellungs- und Prüfräumen befinden.

§ 10
Behältnisse

Arzneimittel dürfen nur in Behältnissen in den Verkehr gebracht werden, die gewährleisten, daß die Qualität nicht mehr als unvermeidbar beeinträchtigt wird.

§ 11
Kennzeichnung

(1) Arzneimittel, die zur Anwendung bei Menschen bestimmt und keine Fertigarzneimittel sind, dürfen nur in den Verkehr gebracht werden, wenn ihre Behältnisse und, soweit verwendet, die äußeren Umhüllungen nach § 10 Abs. 1

Nr. 1, 2, 4 und 9 des Arzneimittelgesetzes in gut lesbarer Schrift, in deutscher Sprache und auf dauerhafte Weise gekennzeichnet sind.

(2) Fertigarzneimittel, die Arzneimittel im Sinne des § 2 Abs. 2 Nr. 1a, 2 oder 3 des Arzneimittelgesetzes sind, dürfen nur in den Verkehr gebracht werden, wenn ihre Behältnisse und, soweit verwendet, ihre äußeren Umhüllungen nach § 10 des Arzneimittelgesetzes gekennzeichnet sind. Die Angaben über die Darreichungsform, die wirksamen Bestandteile und die Wartezeit können entfallen. Bei diesen Arzneimitteln sind auf dem Behältnis, oder, soweit verwendet auf der äußeren Umhüllung oder einer Packungsbeilage zusätzlich anzugeben

1. die Anwendungsgebiete,
2. die Gegenanzeigen,
3. die Nebenwirkungen,
4. die Wechselwirkungen mit anderen Mitteln.

Können die vorgeschriebenen Angaben nicht gemacht werden, so können sie entfallen.

(3) Fertigarzneimittel, die Arzneimittel im Sinne des § 2 Nr. 4 des Arzneimittelgesetzes sind, dürfen nur in den Verkehr gebracht werden, wenn ihre Behältnisse und, soweit verwendet, ihre äußeren Umhüllungen nach § 10 Abs. 1, 2, 3, 5, 6, 8 und 9 des Arzneimittelgesetzes gekennzeichnet sind. Die Angaben über die Darreichungsform können entfallen. Die wirksamen Bestandteile sind bei Arzneimitteln im Sinne des § 2 Abs. 2 Nr. 4 Buchstabe a des Arzneimittelgesetzes nach Art und Menge anzugeben, soweit sie für die Funktion des Arzneimittels charakteristisch sind. Besteht das Fertigarzneimittel aus mehreren Teilen, so sind auf dem Behältnis und, soweit verwendet, auf der äußeren Umhüllung die Chargenbezeichnungen der einzelnen Teile anzugeben. Ist die Angabe der wirksamen Bestandteile nach Art und Menge auf dem Behältnis aus Platzmangel nicht möglich, so ist sie auf der äußeren Umhüllung oder, sofern auch dies aus Platzmangel nicht möglich ist, in einem dem Behältnis beigefügten Informationsblatt vorzunehmen.

(4) Zur Anwendung bei Tieren bestimmte Arzneimittel, die keine Fertigarzneimittel sind, dürfen nur in den Verkehr gebracht werden, wenn die Behältnisse und, soweit verwendet, die äußeren Umhüllungen mit den Angaben nach den §§ 10 und 11 des Arzneimittelgesetzes versehen sind. Fütterungsarzneimittel müssen ferner nach § 56 Abs. 4 Satz 3 des Arzneimittelgesetzes gekennzeichnet sein. Werden Fütterungsarzneimittel in Tankwagen oder ähnlichen Einrichtungen befördert, so genügt es, wenn die erforderlichen Angaben in mitgeführten, für den Tierhalter bestimmten Begleitpapieren enthalten sind.

(5) Bei Arzneimitteln, die der Zulassung oder Registrierung nicht bedürfen, entfällt die Angabe der Zulassungsnummer oder Registernummer.

§ 12
Herstellung und Prüfung im Auftrag

(1) Soweit ein Arzneimittel ganz oder teilweise im Auftrag in einem anderen Betrieb hergestellt oder geprüft wird, muß ein schriftlicher Vertrag zwischen dem Auftraggeber und dem Auftragnehmer bestehen. In diesem Vertrag müssen die Aufgaben und Verantwortlichkeiten jeder Seite klar festgelegt sein. Der Auftragnehmer darf keine ihm vertraglich übertragene Arbeit ohne schriftliche Zustimmung des Auftraggebers an Dritte weitergeben.

(2) Der Auftraggeber hat sich zu vergewissern, daß der Auftragnehmer das Arzneimittel ordnungsgemäß und entsprechend der Herstellungs- und Prüfanweisung herstellt und prüft. Soweit die Freigabe durch den Auftraggeber erfolgt, sind ihr auch die vom Auftragnehmer übersandten Protokolle über die Herstellung oder Prüfung zugrunde zu legen.

§ 13
Vertrieb und Einfuhr

(1) Ein pharmazeutischer Unternehmer darf ein Arzneimittel, das er nicht selbst hergestellt hat, erst in den Verkehr bringen, wenn es im Geltungsbereich des Arzneimittelgesetzes nach § 6 geprüft und die erforderliche Qualität von der für die Prüfung verantwortlichen Person im Prüfprotokoll bestätigt ist.

(2) Bei einem Arzneimittel, das aus einem Mitgliedstaat der Europäischen Gemeinschaften oder einem anderen Vertragsstaat des Abkommens über den Europäischen Wirtschaftsraum eingeführt wurde, kann von der Prüfung nach Absatz 1 abgesehen werden, wenn es in dem Mitgliedstaat oder in dem anderen Vertragsstaat nach den dort geltenden Rechtsvorschriften geprüft ist und dem Prüfprotokoll entsprechende Unterlagen vorliegen.

(3) Bei einem Arzneimittel, das aus einem Land eingeführt wurde, das nicht Mitgliedstaat der Europäischen Gemeinschaften oder ein anderer Vertragsstaat des Abkommens über den Europäischen Wirtschaftsraum ist, kann von der Prüfung nach Absatz 1 abgesehen werden, wenn die Voraussetzungen nach § 72a Satz 1 Nr. 1 oder 2 des Arzneimittelgesetzes erfüllt sind und dem Prüfprotokoll entsprechende Unterlagen vorliegen.

(4) Der pharmazeutische Unternehmer soll sich vergewissern, daß der Hersteller das Arzneimittel ordnungsgemäß und entsprechend der Herstellungs- und Prüfanweisung herstellt und prüft.

(5) Der pharmazeutische Unternehmer hat zu gewährleisten, daß Rückstellmuster der zuständigen Behörde zur Verfügung gestellt werden können. § 8 Abs. 3 und 3a gilt entsprechend.

(6) Ein Fertigarzneimittel darf erst in Verkehr gebracht werden, wenn die Freigabe nach § 7 Abs. 1 Satz 1 erfolgt ist.

(7) Über den Erwerb, die Einfuhr, die Ausfuhr, die Lagerung und das Inverkehrbringen sind Aufzeichnungen zu machen.

§ 14
Beanstandungen

(1) Der Stufenplanbeauftragte nach § 63a Abs. 1 Satz 1 des Arzneimittelgesetzes hat alle bekanntgewordenen Meldungen über Arzneimittelrisiken zu sammeln und die nach § 29 Abs. 1 Satz 2 des Arzneimittelgesetzes bestehenden Anzeigepflichten zu erfüllen, soweit sie Arzneimittelrisiken betreffen. Er hat unverzüglich die sofortige Überprüfung der Meldungen zu veranlassen und sie daraufhin zu bewerten, ob ein Arzneimittelrisiko vorliegt, wie schwerwiegend es ist und welche Maßnahmen zur Risikoabwehr geboten sind. Er hat die notwendigen Maßnahmen zu koordinieren. Der Stufenplanbeauftragte hat die zuständige Behörde über jeden Mangel, der möglicherweise zu einem Rückruf oder zu einer ungewöhnlichen Einschränkung des Vertriebs führt, unverzüglich zu unterrichten und dabei auch mitzuteilen, in welche Staaten das Arzneimittel

ausgeführt wurde. Über den Inhalt der Meldungen, die Art der Überprüfung und die dabei gewonnenen Erkenntnisse, das Ergebnis der Bewertung, die koordinierten Maßnahmen und die Benachrichtigungen hat der Stufenplanbeauftragte Aufzeichnungen zu führen.

(2) Soweit ein pharmazeutischer Unternehmer andere als die in § 63a Abs. 1 Satz 1 des Arzneimittelgesetzes genannten Arzneimittel in den Verkehr bringt, hat er eine Person mit der Wahrnehmung der Aufgaben nach Absatz 1 zu beauftragen. Die beauftragte Person ist für die Einhaltung der Verpflichtung entsprechend Absatz 1 verantwortlich.

(3) Der pharmazeutische Unternehmer hat dafür zu sorgen, daß alle im Betrieb eingehenden Meldungen über Arzneimittelrisiken unverzüglich dem Stufenplanbeauftragten oder der nach Absatz 2 Satz 1 beauftragten Person mitgeteilt werden.

§ 15
Dokumentation

(1) Alle Aufzeichnungen über den Erwerb, die Herstellung, Prüfung, Lagerung, Einfuhr, Ausfuhr und das Inverkehrbringen der Arzneimittel sowie über die Tierhaltung und die Aufzeichnungen des Stufenplanbeauftragten oder der nach § 14 Abs. 2 Satz 1 beauftragten Person sind vollständig und mindestens bis ein Jahr nach Ablauf des Verfalldatums, jedoch nicht weniger als fünf Jahre aufzubewahren. Die Aufzeichnungen müssen klar und deutlich, fehlerfrei und auf dem neuesten Stand sein. Der ursprüngliche Inhalt einer Eintragung darf weder mittels Durchstreichens noch auf andere Weise unleserlich gemacht werden. Es dürfen keine Veränderungen vorgenommen werden, die nicht erkennen lassen, ob sie bei der ursprünglichen Eintragung oder erst später gemacht worden sind.

(2) Werden die Aufzeichnungen mit elektronischen, photographischen oder anderen Datenverarbeitungssystemen gemacht, muß mindestens sichergestellt sein, daß die Daten während der Dauer der Aufbewahrungsfrist verfügbar sind und innerhalb einer angemessenen Frist lesbar gemacht werden können. Die gespeicherten Daten müssen gegen Verlust und Beschädigung geschützt werden. Wird ein System zur automatischen Datenverarbeitung oder -übertragung eingesetzt, so genügt statt der eigenhändigen Unterschrift der verantwortlichen Person nach § 5 Abs. 4 und § 6 Abs. 3 die Namenswiedergabe dieser Person, wenn in geeigneter Weise sichergestellt ist, daß nur befugte Personen die Bestätigung der ordnungsgemäßen Herstellung und Prüfung im Herstellungs- und Prüfprotokoll vornehmen können.

(3) Die Aufzeichnungen über das Inverkehrbringen sind so zu ordnen, daß sie den unverzüglichen Rückruf des Arzneimittels ermöglichen.

§ 15a
Selbstinspektion

Um die Beachtung der Vorschriften dieser Verordnung sicherzustellen, müssen regelmäßig Selbstinspektionen durchgeführt werden. Über die Selbstinspektionen und die anschließend ergriffenen Korrekturmaßnahmen müssen Aufzeichnungen geführt und aufbewahrt werden.

§ 16
Kennzeichnungs- und Verpackungsmaterial

§ 6 Abs. 1 und Abs. 2 Satz 1, § 8 Abs. 1 und 4 sowie § 15 sind auf Behältnisse, äußere Umhüllungen, Kennzeichnungsmaterial, Packungsbeilagen und Packmittel entsprechend anzuwenden.

§ 17
Ordnungswidrigkeiten

(1) Ordnungswidrig im Sinne des § 97 Abs. 2 Nr. 31 des Arzneimittelgesetzes handelt, wer vorsätzlich oder fahrlässig

1. als Herstellungsleiter oder als nach § 2 Abs. 3 für den Bereich des § 19 Abs. 1 des Arzneimittelgesetzes bestellte Person
   a) entgegen § 5 Abs. 3 Satz 2 oder 3 eine Herstellungsanweisung nicht, nicht richtig, nicht vollständig oder nicht rechtzeitig erstellt oder entgegen § 5 Abs. 4 Satz 1 oder 2 ein Herstellungsprotokoll nicht, nicht richtig oder nicht vollständig führt,
   b) entgegen § 8 Abs. 1 Arzneimittel nicht so lagert, daß ihre Qualität nicht nachteilig beeinflußt wird und Verwechslungen vermieden werden oder
   c) Muster von Chargen, Muster von Ausgangsstoffen oder Rückstellmuster nicht entsprechend § 8 Abs. 3 Satz 1 oder Abs. 3a Satz 1, auch in Verbindung mit § 13 Abs. 5 Satz 2, aufbewahrt,
2. als Herstellungsleiter oder Kontrolleiter oder als nach § 2 Abs. 3 für den Bereich des § 19 Abs. 1 oder 2 des Arzneimittelgesetzes bestellte Person entgegen § 7 Abs. 2 Satz 1 Arzneimittel nicht kenntlich macht oder nicht absondert,
3. als Kontrolleiter oder als nach § 2 Abs. 3 für den Bereich des § 19 Abs. 2 des Arzneimittelgesetzes bestellte Person entgegen § 6 Abs. 2 Satz 2 eine Prüfanweisung nicht, nicht richtig, nicht vollständig oder nicht rechtzeitig erstellt oder entgegen § 6 Abs. 3 Satz 1 oder 2 ein Prüfprotokoll nicht, nicht richtig oder nicht vollständig führt,
4. als Vertriebsleiter oder als nach § 2 Abs. 3 für den Bereich des § 19 Abs. 3 des Arzneimittelgesetzes bestellte Person entgegen § 10 Arzneimittel in den Verkehr bringt

4a. als Stufenplanbeauftragter oder als nach § 14 Abs. 2 Satz 1 beauftragte Person entgegen § 14 Abs. 1 Satz 1 Meldungen über Arzneimittelrisiken nicht sammelt oder entgegen § 14 Abs. 1 Satz 2 bis 5 den dort geregelten Verpflichtungen nicht, nicht richtig, nicht vollständig oder nicht rechtzeitig nachkommt oder

5. als pharmazeutischer Unternehmer
   a) nicht dafür sorgt, daß die Quarantänevorschriften des § 9 Abs. 2 Satz 1 bis 3 eingehalten werden,
   b) entgegen § 9 Abs. 4 Aufzeichnungen nicht, nicht richtig oder nicht vollständig führt,
   c) entgegen § 13 Abs. 1 oder 6 Arzneimittel in den Verkehr bringt,
   d) entgegen § 13 Abs. 5 Satz 1 Rückstellmuster nicht zur Verfügung hält,

e) entgegen § 14 Abs. 2 Satz 1 eine Person nicht beauftragt oder entgegen § 14 Abs. 3 nicht dafür sorgt, daß Meldungen rechtzeitig mitgeteilt werden, oder

f) Aufzeichnungen nicht entsprechend § 15 Abs. 1 Satz 1 aufbewahrt oder entgegen § 15 Abs. 1 Satz 3 oder 4 Aufzeichnungen unleserlich macht oder Veränderungen vornimmt.

(2) Die Vorschriften des Absatzes 1 Nr. 1 Buchstabe b und Nr. 5 Buchstabe f gelten auch bei Behältnissen, äußeren Umhüllungen, Kennzeichnungsmaterial, Packungsbeilagen und Packmitteln im Sinne des § 16.

§ 18
Übergangsbestimmungen

(1) Arzneimittel, die vor dem Inkrafttreten dieser Verordnung nicht den Vorschriften dieser Verordnung entsprechend hergestellt und geprüft wurden, oder die nicht nach den Vorschriften dieser Verordnung gekennzeichnet und verpackt sind, dürfen vom pharmazeutischen Unternehmer noch bis zum 31. Dezember 1987 in den Verkehr gebracht werden.

(2) Betriebsräume und Einrichtungen müssen bis zum 31. Dezember 1987 den Vorschriften dieser Verordnung entsprechen. Die zuständige Behörde kann darüber hinaus befristete Ausnahmen zulassen, wenn ein wichtiger Grund vorliegt.

(3) Für Arzneimittel im Sinne des § 2 Abs. 2 Nr. 2 bis 4 des Arzneimittelgesetzes finden die Bestimmungen dieser Verordnung bis zum 31. Dezember 1987 keine Anwendung. Die Kennzeichnungsvorschriften des § 11 Abs. 2 und 3 finden bis zum 31. Dezember 1988 keine Anwendung.

(4) Arzneimittel, die in dem in Artikel 3 des Einigungsvertrages genannten Gebiet nicht den Vorschriften dieser Verordnung entsprechend hergestellt und geprüft wurden oder die nicht nach den Vorschriften dieser Verordnung gekennzeichnet und verpackt sind, dürfen vom pharmazeutischen Unternehmer dort noch bis zum 31. Dezember 1991 in den Verkehr gebracht werden.

(5) Betriebsräume und Einrichtungen in dem in Artikel 3 des Einigungsvertrages genannten Gebiet müssen bis zum 31. Dezember 1992 den Vorschriften dieser Verordnung entsprechen. Die zuständige Behörde kann darüber hinaus befristete Ausnahmen zulassen, wenn ein wichtiger Grund vorliegt.

(6) Für Arzneimittel im Sinne des § 2 Abs. 2 Nr. 2 bis 4 des Arzneimittelgesetzes, die in dem in Artikel 3 des Einigungsvertrages genannten Gebiet hergestellt und geprüft werden, finden die Bestimmungen dieser Verordnung bis zum 31. Dezember 1992 keine Anwendung.

§ 19
Schlußbestimmungen

Auf Arzneimittel im Sinne des § 2 Abs. 2 Nr. 1, 1a, 2, 3 und 4 des Arzneimittelgesetzes, die Medizinprodukte im Sinne des Artikels 1 der Richtlinie 90/385/EWG und des Artikels 1 der Richtlinie 93/42/EWG einschließlich der Produkte im Sinne des Artikels 1 Abs. 2 Buchstabe c der Richtlinie 93/42/EWG sind, findet diese Verordnung in der am 30. Juni 1994 geltenden Fassung Anwendung, hinsichtlich § 11 in Verbindung mit § 10 des Arzneimittelgesetzes in der Fassung des Vierten Gesetzes zur Änderung des Arzneimittelgesetzes vom 11. April 1990 (BGBl. I S. 717).

§ 20
Inkrafttreten

(1) Diese Verordnung tritt am 1. April 1985 in Kraft.

(2) Mit dem Inkrafttreten dieser Verordnung treten alle Vorschriften, die den gleichen Gegenstand regeln, außer Kraft. Dies gilt insbesondere für folgende Vorschriften:

1. Verordnung über Sera und Impfstoffe nach den §§ 19b und d des Arzneimittelgesetzes vom 14. November 1972 (BGBl. I S. 2088),
2. die §§ 1, 2 und 6 Nr. 1 der Verordnung über Arzneimittel, die zur Anwendung bei Tieren bestimmt sind – AATV – vom 2. Januar 1987 (BGBl. I S. 26).

Die späteren Änderungen sind wie folgt in Kraft getreten:

- die Erste Änderungsverordnung vom 25. März 1988 mit Ausnahme von Artikel 1 Nr. 8 (Inkrafttreten: 1. Januar 1988) am Tag nach der Verkündung,
- die durch den Einigungsvertrag vom 31. August 1990 in Verbindung mit Artikel I des Gesetzes vom 23. September 1990 vorgenommenen Änderungen am 29. September 1990,
- die sich aus dem EWR-Ausführungsgesetz vom 27. April 1993 ergebenden Neuregelungen am 1. Januar 1994,
- die Zweite Änderungsverordnung vom 13. Juli 1994 am Tag nach der Verkündung und
- die durch die Fünfte Änderung des Arzneimittelgesetzes vom 9. August 1994 vorgenommene Änderung am Tag nach der Verkündung.

Qualitätsprüfung bei parallelimportierten Arzneimitteln

Mit Bezug auf das Urteil des Bundesgerichtshofs über Importarzneimittel hat das Bundesministerium für Gesundheit in einer Bekanntmachung vom 23. Februar 1995 (BAnz. Nr. 46 vom 7. März 1995, S. 2277) die Kriterien veröffentlicht, nach denen der Nachweis der Qualitätsprüfung bei parallelimportierten Arzneimitteln zu erfolgen hat. Grundlage für diese Bekanntmachung sind § 13 Abs. 1 und Abs. 2 der Betriebsverordnung für pharmazeutische Unternehmer in Verbindung mit Artikel 30 EWG-Vertrag und der Mitteilung der EG-Kommission über Parallelimporte von Arzneispezialitäten, deren Inverkehrbringen bereits genehmigt ist (Amtsblatt der Europäischen Gemeinschaften vom 6. Mai 1982, Nr. C 115/5).
Der Text der Bekanntmachung ist nachstehend abgedruckt.

Bekanntmachung über den Nachweis der Qualitätsprüfung bei parallelimportierten Arzneimitteln

Vom 23. Februar 1995

Nach § 13 Abs. 1 der Betriebsverordnung für Pharmazeutische Unternehmer (PharmBetrV) vom 8. März 1985 (BGBl. I S. 546), zuletzt geändert durch Artikel 1 des Gesetzes vom 9. August 1994 (BGBl. I S. 2071), darf ein pharmazeutischer Unternehmer ein Arzneimittel, das er nicht selbst hergestellt hat, erst in den Verkehr bringen, wenn es im Geltungsbereich des Arzneimittelgesetzes nach § 6 PharmBetrV geprüft und die erforderliche Qualität von der für die Prüfung verantwortlichen Person im Prüfprotokoll bestätigt ist. Nach § 13 Abs. 2 PharmBetrV kann bei einem Arzneimittel, das aus einem Mitgliedstaat der Europäischen Gemeinschaften oder einem anderen Vertragsstaat des Abkommens über den Europäischen Wirtschaftsraum eingeführt wurde, von der Prüfung nach § 13 Abs. 1 PharmBetrV abgesehen werden, wenn es in dem Mitgliedstaat oder in dem anderen Vertragsstaat nach den dort geltenden Rechtsvorschriften geprüft ist und dem Prüfprotokoll entsprechende Unterlagen vorliegen.
§ 13 Abs. 2 PharmBetrV gilt grundsätzlich auch für parallelimportierte Arzneimittel. Bei diesen kommt es jedoch vor, daß dem Parallelimporteur weder das Prüfprotokoll noch entsprechende Unterlagen des Herstellers im Herkunftsland zur Verfügung stehen. Dieser Besonderheit bei Parallelimporten muß in der Verwaltungspraxis angemessen Rechnung getragen werden.
Grundlage für die Verwaltungspraxis ist Artikel 30 EWG-Vertrag in Verbindung mit der Mitteilung der EG-Kommission über Parallelimporte von Arzneispezialitäten, deren Inverkehrbringen bereits genehmigt ist (Amtsblatt der Europäischen Gemeinschaften vom 6. Mai 1982, Nr. C 115/5). Diese Mitteilung beruht auf dem Urteil des Europäischen Gerichtshofes vom 20. Mai 1976 in der Rechtssache 104/75 („de Peijper"). Danach kommt für den Parallelimporteur im Geltungsbereich des Arzneimittelgesetzes zum Nachweis der Qualitätsprüfung des parallelimportierten Arzneimittels oder seiner Charge folgendes Verfahren in Betracht:

1. Der Parallelimporteur bemüht sich selbst beim Hersteller um das Prüfprotokoll und die entsprechenden Unterlagen und hält sie bei sich 5 Jahre zur Verfügung.
2. Gelingt es dem Parallelimporteur nicht, das Prüfprotokoll oder entsprechende Unterlagen vom Hersteller zu erhalten, so kann er aufgrund der ihm zugänglichen Informationen glaubhaft machen, daß die Qualität des Parallelimportes geprüft worden ist und ein Prüfprotokoll mit entsprechenden Unterlagen beim Hersteller vorliegt. Der Parallelimporteur zeigt der zuständigen Behörde an, wenn er keinerlei Informationen über die Qualitätsprüfung im Herkunftsland erhalten hat.
3. Zweifelt die zuständige Behörde die Glaubhaftmachung an oder fehlen dem Parallelimporteur Informationen zur Glaubhaftmachung, dann ist es Angelegenheit der zuständigen Behörde, sich im Rahmen ihrer Überwachungstätigkeit Gewißheit darüber zu verschaffen, daß der Parallelimport im Herkunftsland auf Qualität geprüft worden ist und die entsprechenden Prüfunterlagen vorliegen.
4. Die zuständige Behörde ermittelt über die oberste Landesgesundheitsbehörde und das Bundesministerium für Gesundheit bei der zuständigen Behörde des Herkunftslandes, ob die Unterlagen zur Prüfung der Qualität des Parallelimports vorliegen. Stellt die Behörde fest, daß der Parallelimport im Herkunftsland vor dem Inverkehrbringen nicht auf Qualität geprüft worden ist, so ist sie berechtigt, das Inverkehrbringen des parallelimportierten Arzneimittels oder der entsprechenden Charge zu untersagen.

Kann die zuständige Behörde die notwendigen Informationen über die ordnungsgemäße Qualitätsprüfung des in den Verkehr gebrachten parallelimportierten Arzneimittels oder der Charge eines solchen Arzneimittels nicht erlangen, so ist sie berechtigt, im Hinblick auf das Arzneimittel oder die Charge, die gemäß § 69 Abs. 1 des Arzneimittelgesetzes notwendigen Anordnungen zu treffen.

Bonn, den 23. Februar 1995
232-5191-0418

Bundesministerium für Gesundheit
Im Auftrag
Dr. Pabel